国家卫生和计划生育委员会"十二五"规划教材
全国中等卫生职业教育教材

供农村医学专业用

医学心理学基础

主　编　白　杨　田仁礼

副主编　韦　炜

编　者（以姓氏笔画为序）
韦　炜（厦门医学高等专科学校）
田仁礼（山东省莱阳卫生学校）
白　杨（河南省郑州市卫生学校）
江　群（广西玉林市卫生学校）
汪永君（黑龙江省林业卫生学校）
陈可平（河南省郑州市卫生学校）
荆正生（山西省阳泉市卫生学校）
顾　鹏（河南省郑州市卫生学校）

人民卫生出版社

图书在版编目（CIP）数据

医学心理学基础/白杨,田仁礼主编. —北京:人民
卫生出版社,2015

ISBN 978-7-117-20362-3

Ⅰ.①医… Ⅱ.①白…②田… Ⅲ.①医学心理学–
中等专业学校–教材 Ⅳ.①R395

中国版本图书馆 CIP 数据核字（2015）第 040669 号

| 人卫社官网 | www.pmph.com | 出版物查询,在线购书 |
| 人卫医学网 | www.ipmph.com | 医学考试辅导,医学数据库服务,医学教育资源,大众健康资讯 |

医学心理学基础

主　　编：白　杨　田仁礼
出版发行：人民卫生出版社（中继线 010-59780011）
地　　址：北京市朝阳区潘家园南里 19 号
邮　　编：100021
E - mail：pmph @ pmph. com
购书热线：010-59787592　010-59787584　010-65264830
印　　刷：三河市博文印刷有限公司
经　　销：新华书店
开　　本：787×1092　1/16　印张：9
字　　数：225 千字
版　　次：2015 年 4 月第 1 版　2022 年 6 月第 1 版第 12 次印刷
标准书号：ISBN 978-7-117-20362-3/R · 20363
定　　价：23.00 元
打击盗版举报电话：010-59787491　E -mail：WQ @ pmph. com
（凡属印装质量问题请与本社市场营销中心联系退换）

出版说明

为全面贯彻党的十八大和十八届三中、四中全会精神,依据《国务院关于加快发展现代职业教育的决定》要求,更好地服务于现代卫生职业教育快速发展的需要,适应卫生事业改革发展对医药卫生职业人才的需求,贯彻《医药卫生中长期人才发展规划(2011—2020年)》《现代职业教育体系建设规划(2014—2020年)》文件精神,人民卫生出版社在教育部、国家卫生和计划生育委员会的领导和支持下,按照教育部颁布的《中等职业学校专业教学标准(试行)》医药卫生类(第一辑)(简称《标准》),由全国卫生职业教育教学指导委员会(简称卫生行指委)直接指导,经过广泛的调研论证,成立了中等卫生职业教育各专业教育教材建设评审委员会,启动了全国中等卫生职业教育第三轮规划教材修订工作。

本轮规划教材修订的原则:①明确人才培养目标。按照《标准》要求,本轮规划教材坚持立德树人,培养职业素养与专业知识、专业技能并重,德智体美全面发展的技能型卫生专门人才。②强化教材体系建设。紧扣《标准》,各专业设置公共基础课(含公共选修课)、专业技能课(含专业核心课、专业方向课、专业选修课);同时,结合专业岗位与执业资格考试需要,充实完善课程与教材体系,使之更加符合现代职业教育体系发展的需要。在此基础上,组织制订了各专业课程教学大纲并附于教材中,方便教学参考。③贯彻现代职教理念。体现"以就业为导向,以能力为本位,以发展技能为核心"的职教理念。理论知识强调"必需、够用";突出技能培养,提倡"做中学、学中做"的理实一体化思想,在教材中编入实训(实验)指导。④重视传统融合创新。人民卫生出版社医药卫生规划教材经过长时间的实践与积累,其中的优良传统在本轮修订中得到了很好的传承。在广泛调研的基础上,再版教材与新编教材在整体上实现了高度融合与衔接。在教材编写中,产教融合、校企合作理念得到了充分贯彻。⑤突出行业规划特性。本轮修订紧紧依靠卫生行指委和各专业教育教材建设评审委员会,充分发挥行业机构与专家对教材的宏观规划与评审把关作用,体现了国家卫生计生委规划教材一贯的标准性、权威性、规范性。⑥提升服务教学能力。本轮教材修订,在主教材中设置了一系列服务教学的拓展模块;此外,教材立体化建设水平进一步提高,根据专业需要开发了配套教材、网络增值服务等,大量与课程相关的内容围绕教材形成便捷的在线数字化教学资源包,为教师提供教学素材支撑,为学生提供学习资源服务,教材的教学服务能力明显增强。

人民卫生出版社作为国家规划教材出版基地,获得了教育部中等职业教育专业技能课教材选题立项24个专业的立项选题资格。本轮首批启动了护理、助产、农村医学、药剂、制药技术专业教材修订,其他中职相关专业教材也将根据《标准》颁布情况陆续启动修订。

农村医学专业编写说明

2010 年，教育部公布《中等职业学校专业目录（2010 年修订）》，新设农村医学专业，目的是培养适合农村基层医疗卫生机构的实践能力较强的技能型医学专门人才，从事常见病、多发病的医疗服务、公共卫生服务、健康管理及康复指导等工作。人民卫生出版社积极落实教育部、国家卫生和计划生育委员会相关要求，推进《标准》实施，在卫生行指委指导下，进行了认真细致的调研论证工作，规划并启动了教材的编写工作。

本轮农村医学专业规划教材与《标准》课程结构对应，设置公共基础课（含公共选修课）、专业技能课（含专业核心课、专业选修课）教材。专业核心课教材与《标准》一致共 11 种；考虑到学生参加执业助理医师资格考试及农村基层医疗卫生工作需要，专业选修课教材在《标准》建议的基础上增设为 13 种；教材中，《外科疾病防治》含皮肤病内容，《妇产科疾病防治》含优生优育内容，《公共卫生学基础》含地方病防治内容，《传染病防治》含性传播疾病内容。

本轮教材编写力求贯彻以学生为中心、贴近岗位需求、服务教学的创新教材编写理念，教材中设置了"学习目标""病例/案例""知识链接""考点提示""本章小结""目标测试""实训/实验指导"等模块。"学习目标""考点提示""目标测试"相互呼应衔接，着力专业知识掌握，提高执考应试能力。尤其是"病例/案例""实训/实验指导"模块，通过真实案例激发学生的学习兴趣、探究兴趣和职业兴趣，满足了"真学、真做、掌握真本领""早临床、多临床、反复临床"的新时期卫生职业教育人才培养新要求。

本系列教材将于 2015 年 7 月前全部出版。

全国卫生职业教育教学指导委员会

第一届全国中等卫生职业教育
农村医学专业教育教材建设评审委员会

护理专业

序号	教材名称	版次	课程类别	配套教材
1	解剖学基础 *	3	专业核心课	√
2	生理学基础 *	3	专业核心课	
3	药物学基础 *	3	专业核心课	√
4	护理学基础 *	3	专业核心课	√
5	健康评估 *	2	专业核心课	√
6	内科护理 *	3	专业核心课	√
7	外科护理 *	3	专业核心课	√
8	妇产科护理 *	3	专业核心课	√
9	儿科护理 *	3	专业核心课	√
10	老年护理 *	3	老年护理方向	√
11	老年保健	1	老年护理方向	
12	急救护理技术	3	急救护理方向	√
13	重症监护技术	2	急救护理方向	
14	社区护理	3	社区护理方向	√
15	健康教育	1	社区护理方向	

助产专业

序号	教材名称	版次	课程类别	配套教材
1	解剖学基础 *	3	专业核心课	√
2	生理学基础 *	3	专业核心课	√
3	药物学基础 *	3	专业核心课	√
4	基础护理 *	3	专业核心课	√
5	健康评估 *	2	专业核心课	√
6	母婴护理 *	1	专业核心课	√
7	儿童护理 *	1	专业核心课	√
8	成人护理(上册)—内外科护理 *	1	专业核心课	√
9	成人护理(下册)—妇科护理 *	1	专业核心课	√
10	产科学基础 *	3	专业核心课	√
11	助产技术 *	1	专业核心课	√
12	母婴保健	3	母婴保健方向	√
13	遗传与优生	3	母婴保健方向	

护理、助产专业共用

序号	教材名称	版次	课程类别	配套教材
1	病理学基础	3	专业技能课	√
2	病原生物与免疫学基础	3	专业技能课	√
3	生物化学基础	3	专业技能课	
4	心理与精神护理	3	专业技能课	
5	护理技术综合实训	2	专业技能课	√
6	护理礼仪	3	专业技能课	
7	人际沟通	3	专业技能课	
8	中医护理	3	专业技能课	
9	五官科护理	3	专业技能课	√
10	营养与膳食	3	专业技能课	
11	护士人文修养	1	专业技能课	
12	护理伦理	1	专业技能课	
13	卫生法律法规	3	专业技能课	
14	护理管理基础	1	专业技能课	

农村医学专业

序号	教材名称	版次	课程类别	配套教材
1	解剖学基础 *	1	专业核心课	
2	生理学基础 *	1	专业核心课	
3	药理学基础 *	1	专业核心课	
4	诊断学基础 *	1	专业核心课	
5	内科疾病防治 *	1	专业核心课	
6	外科疾病防治 *	1	专业核心课	
7	妇产科疾病防治 *	1	专业核心课	
8	儿科疾病防治 *	1	专业核心课	
9	公共卫生学基础 *	1	专业核心课	
10	急救医学基础 *	1	专业核心课	
11	康复医学基础 *	1	专业核心课	
12	病原生物与免疫学基础	1	专业技能课	
13	病理学基础	1	专业技能课	
14	中医药学基础	1	专业技能课	
15	针灸推拿技术	1	专业技能课	
16	常用护理技术	1	专业技能课	
17	农村常用医疗实践技能实训	1	专业技能课	
18	精神病学基础	1	专业技能课	
19	实用卫生法规	1	专业技能课	
20	五官科疾病防治	1	专业技能课	
21	医学心理学基础	1	专业技能课	
22	生物化学基础	1	专业技能课	
23	医学伦理学基础	1	专业技能课	
24	传染病防治	1	专业技能课	

药剂、制药技术专业

序号	教材名称	版次	课程类别	配套教材
1	基础化学 *	1	专业核心课	
2	微生物基础 *	1	专业核心课	
3	实用医学基础 *	1	专业核心课	
4	药事法规 *	1	专业核心课	
5	药物分析技术 *	1	专业核心课	
6	药物制剂技术 *	1	专业技能课	
7	药物化学 *	1	专业技能课	
8	会计基础	1	专业技能课	
9	临床医学概要	1	专业技能课	
10	人体解剖生理学基础	1	专业技能课	
11	天然药物学基础	1	专业技能课	
12	天然药物化学基础	1	专业技能课	
13	药品储存与养护技术	1	专业技能课	
14	中医药基础	1	专业核心课	
15	药店零售与服务技术	1	专业技能课	
16	医药市场营销技术	1	专业技能课	
17	药品调剂技术	1	专业技能课	
18	医院药学概要	1	专业技能课	
19	医药商品基础	1	专业核心课	
20	药理学	1	专业技能课	

注:1. * 为"十二五"职业教育国家规划教材。

2. 全套教材配有网络增值服务。

前　言

为了深入贯彻中央"加快发展现代职业教育"精神,适应医学教育改革的新需求,提高农村卫生技术人员的业务素质和学历水平,我们根据"全国中等卫生职业教育农村医学专业'十二五'规划教材"会议精神、新一轮教材编写原则及目前农村卫生工作需求,精心编写了本书,供中职农村医学专业使用。

在教材的编写中,我们力图以学生为中心、以就业为导向、以能力培养为本位、以岗位需要为标准。体现"三基":基础理论、基本知识、基本技能;"五性":思想性、科学性、先进性、启发性和适应性,并力求理论-实践一体,突出技能培养;教材内容与农村临床工作结合,体现农村基层医疗工作岗位需要;强化职业教育人才德能并重、知行合一和崇高职业精神的培养。坚持和医学教育的"五个对接":和人对接、和社会对接、和临床过程对接、和农村医疗实际对接、和行业准入对接。

因此,本书从理论知识、技能培养等方面紧扣卫生类中等职业学校农村医学专业教育的特点,教学内容和结构设计与执业助理医师考试紧密结合,并在编写内容和方法上作了一些新的尝试,注重持续激发学生的学习热情,力求重点突出、精炼趣味、实用性强,以贴近社会对教育的需求、贴近受教育者的心理取向和所具备的认知水平,满足临床应用的需要。我们强调:内容上不求大求全,重在体现知识、技能、素养并重,体现农村医学专业特色,保证以必知、必会、必考内容为基础,浅显易懂,与时俱进,有所发展。

尽管我们想实现以上的理念,但由于编写时间仓促,编写水平有限,书中还会有不当之处,错误和疏漏在所难免。恳请各位同行、专家及读者不吝赐教,提出宝贵意见,以便教材修订和再版时内容更加完善、质量能进一步提高。

本教材第一章绪论由白杨编写;第二章心理学基础由陈可平编写;第三章心理卫生由江群、顾鹏编写;第四章心理应激和心身疾病由韦炜、顾鹏编写;第五章心理评估由荆正生编写;第六章心理咨询与心理治疗由田仁礼编写;第七章患者心理由汪永君编写;第八章医患关系由江群、顾鹏编写。网络增值服务PPT由顾鹏制作。

教材编写过程中参阅了大量的国内外相关著作、教材和论文,在此,向这些著作、教材、论文的作者表示衷心的感谢!教材同时得到了许多专家、编者及其相关单位的支持,在教材即将付梓之际,特向各位作者及为本教材编写、出版提供帮助和支持的所有专家及相关单位致以诚挚的谢意!

白　杨　田仁礼

2015年2月

目　录

第一章 绪 论

学习目标

1. 熟悉:心理学、医学心理学的概念;学习医学心理学的意义。
2. 了解:医学心理学的研究方法;医学心理学研究的对象;医学心理学的任务;医学心理学的发展简史、主要学派及其观点。

第一节　医学心理学概述

一、心理学、医学心理学的概念

（一）心理学

心理学是研究人的心理活动及其行为规律的科学。心理活动是人诸多生命活动中的一种高级活动形式,它是人与客观事物相互作用时,人脑对客观事物的反映过程。人类通过心理活动来认识客观世界,从而更好地适应和改造客观世界。

（二）医学心理学

医学心理学是把心理学的理论、方法与技术应用到医疗实践中,研究、解决医学领域中的心理学问题的科学;是研究心理活动对生理的作用及其规律的科学。具体地说:医学心理学是运用心理学的基本理论、技术和方法研究心理因素在人体健康、疾病及相互转化过程中的作用及规律,并将其运用到临床实践的科学。

医学心理学是心理学与医学相结合的一门交叉性学科,是心理学一个重要的应用性分支。其性质既是自然科学,也是社会科学;既是理论性学科,又是应用性学科。

二、医学心理学研究的对象

医学心理学的研究对象是人,是正常人和患病的人的心理及行为的活动特点及规律。是研究影响正常人和患者身心健康的各种心理学问题;研究心理障碍、心身疾病、心理疾病发生发展的特点和规律;研究心理、行为与健康和疾病的关系。

三、医学心理学研究任务

医学心理学是心理学的应用性分支,其基本任务就是将心理学的基本理论和技术应用于医学,以解决医学领域中的心理学问题。具体包括:

（一）研究心理、行为因素特别是情绪因素对机体各器官生理、生化功能的影响

外界刺激作用于人体时,可引起复杂的心理反应。这些心理反应常以情绪体验形式表

1

现出来,如喜悦、愤怒、悲伤、恐惧等。若情绪反应过强,导致个体生理发生功能性改变时,我们称之为消极情绪。当机体长期地或反复地处于消极状态,可使躯体持续发生生化改变及功能紊乱。长期的生化改变及功能紊乱会直接影响躯体的健康,甚至导致组织器官的损伤,疾病的发生。躯体的生化改变多为神经递质、肾上腺皮质激素及血糖等的变化;功能紊乱多表现在循环、消化、泌尿、皮肤等系统。

（二）研究心理、行为因素在各类疾病的发生、发展、治疗及转化过程中的作用规律

医学心理学的观点认为人的心和身是个统一体,个体的心理变化可以影响躯体的生理变化,同样其生理变化亦可以引起心理上不同程度的反应活动。心理因素有时会成为主要的致病因素,有时则成为诱发因素。例如神经官能症、反应性精神病、精神分裂症、某些脑器质性精神病以及心身疾病的发病,心理因素都起着主要或重要的致病作用。

同样,躯体疾病患者的患病过程中,都会面对疾病产生相应的心理反应,不同的心理反应引起个体不同情绪变化也直接影响着疾病的康复进程,甚至个别患者还会产生明显的心理障碍,延缓其愈合过程。良好的心理状态则有利于疾病的康复。

（三）研究人格特征在疾病发生和康复中的作用

在临床各科的心身疾病中,心理因素的致病作用也体现在病人的人格特征上。有研究表明:不同气质和性格的个体对同样的环境会产生不同的相对固定的生理、心理反应形式。这种固定化了的、反复出现的心理反应形式,对个体的生理活动起着定向的调节作用。这些作用可有利于生理活动趋于平衡、活跃,有利于健康;也可导致生理活动抑制或亢进,趋于失衡,不利于健康,甚至导致疾病的发生。

（四）研究如何通过调节人的心理活动、矫正不良行为来调节和改善自身的生理功能,以达到防病、治病促进健康的目的

人的心理活动不仅伴有生理功能的变化,而且还能调节生理活动使之受控于自己的意识。人在愤怒时,交感神经系统高度兴奋,出现心率增速、血压升高、呼吸加快、面部发白等现象。如果能控制自己的愤怒情绪,就会使其自主神经系统(即交感与副交感神经系统)的活动处于相对平衡的状态,所支配的脏器的功能不至于受到损害。"气功"便是一个突出的例子。它是采用一定的姿势和调节呼吸等辅助方法来使一个人的整个机体进入一种宁神入静的状态,在这样一种心理状态下能促使机体内各部分的生理功能得以最佳的调整。

四、医学心理学研究方法

（一）观察法

观察法指研究者通过有目的、有计划地对被试者的行为表现进行观察、分析,以了解其内心活动的方法。可分为:

考点提示

医学心理学的四种研究方法

1. 自然观察法 即在自然情境中对研究对象的行为直接观察、记录,然后分析解释,从而获得行为变化的规律。

2. 控制观察法 即在预先设置的情境中进行观察。

观察法虽非严密的科学研究方法,但所见问题,常常是采用其他方法进行深层研究的先导,故观察法有其重要的应用价值。观察法使用方便,可随时获得被试不愿或不能报告的行

为结果,资料的可靠性较强,结果有较大现实意义。观察的质量很大程度上依赖于观察者的能力。因此,使用观察法时必须考虑如何避免观察者主观因素所导致的误差。

（二）调查法

调查法指通过晤谈、访问、座谈、问卷等方式获得资料并加以分析的研究方法。

1. 晤谈法或访问法　是一种通过晤谈及观察晤谈对象的行为反应,了解其心理活动,从而获得各种信息的方法。此法既可用于患者,也可用于健康人群,是开展心理评估、心理咨询、心理治疗及其相关研究中的最常用方法之一。

2. 问卷法　指采用问卷进行调查,对其进行分析研究的方法。如人格问卷测验、了解某特殊人群(老人、学生)的身心健康水平、调查住院患者的需要等。在临床工作中被广泛使用。

（三）测验法

测验法也称心理测验法,是指运用一定的测验材料、标准化的方法对人的心理现象进行数量化测定的方法。旨在测定人的心理水平高低及判定心理状态是否正常。心理测验和量表种类繁多,如人格量表、智力量表、行为量表、症状量表等。其作为一种有效的定量手段在医学心理学工作中得以广泛使用。

（四）实验法

实验法指有目的的设置一定条件,并在严格控制的情境下,引发心理现象的发生,并对其进行研究的过程。实验法被公认为是科学方法中最严谨的方法。实验法除实验室实验外,还有社会实际生活情境中的实地实验。

实地实验具有更接近真实生活、研究范围更加广泛、结果易于推广等优点,在社会心理学等领域的研究中被广泛采用,也是医学心理学研究的常用方法。此外,人为地设计某种模拟真实社会情境的实验场所,间接地探求人们在特定情境下心理活动发生、变化规律的一种研究方法,称为模拟实验。

第二节　医学心理学的发展简况及主要学派观点

一、医学心理学发展简况

（一）国外医学心理学发展简况

医学心理学是一门古老而又年轻的学科。自从有了人类,就有了人们对心理的关注和研究。如亚里士多德的《灵魂论》,古希腊医生希波克拉底提出的体液学说等,都阐述了心理活动的存在及对个体的影响。但在相当长的历史时期,人类心理学的思想一直寄生在哲学之中。其真正成为一门独立的学科是以 1879 年德国心理学家冯特在莱比锡大学创立世界上第一个心理学实验室为标志,才脱离了哲学的范畴,成为一门独立的学科。因此,心理学也仅有 100 多年的历史,冯特也被公认为是现代心理学的创始人,他在《医学心理学手册》中论述了用实验方法研究人在医疗过程中的心理学问题,为医学心理学的发展开拓了道路。但真正将心理学应用于医学临床的当推冯特的学生——美国的魏特曼。他于 1896 年在宾夕法尼亚大学建立了第一个临床心理诊所,首创"临床心理学"这一术语,被后人尊称为"临床心理学之父"。

考点提示

现代心理学的诞生标志

1890 年美国心理学家卡特尔首先提出了心理测验的概念。1908 年,在美国出现了世界上第一个心理卫生协会。心理学走进了快速发展的阶段,并形成了多个理论学派。20 世纪 30 年代,美国又成立了心身医学会。20 世纪 50 年代后,医学心理学发展更加迅速,研究和应用领域不断扩大。1976 年在美国耶鲁大学举行的行为医学会议上提出了"行为医学"的概念。1978 年出现了"健康心理学"的概念。医学心理学的发展不仅从理论上丰富了医学和心理学的基础知识,而且也直接为人类防治疾病作出了贡献。

(二)国内医学心理学发展简况

我国古代也早有对心理活动规律的探索和论述,这些认识和理论亦成为中医理论的坚实基础。如荀子的"形具而神生",老子的"形神合一"等。中医理论中的"形神观"、"天人观"、"人贵论"以及"脑为元神之府"、"得神者昌,失神者亡"等,都蕴含着丰富的心理学和医学心理学思想。20 世纪初期西方心理学正式传入我国。1917 年北京大学陈大齐教授率先在北京大学哲学系开设了心理学课,并创立了我国第一个心理学实验室。次年,陈大齐教授出版了我国第一本心理学教科书《心理学大纲》。1922 年创办了第一个心理学杂志——《心理》。1930 年心理测验技术传入我国。在国际心理卫生运动的影响下,1936 年在南京成立了中国心理卫生学会,不久抗战爆发,工作被迫中断。

新中国成立后,1951 年中科院心理研究所正式成立。但随后受前苏联影响,把心理学视为唯心主义的东西加以排斥,导致发展走入低谷。1958 年中科院心理研究所的心理学工作者开展了一些心理治疗,并取得了良好效果。"文革"的开始,使整个心理学领域遭到严重摧残,以至于医学心理学工作陷于瘫痪状态。1978 年底,中国心理学会第二届学术会议的召开及 1979 年 11 月的中国心理学会医学心理学专业委员会的成立,标志着我国医学心理学开始恢复并步入了崭新的快速发展阶段。20 世纪 80 年代开始,全国各高等院校及职业院校陆续开始开设心理学课程。1985 年中国心理卫生协会成立;1990 年,中华医学会行为医学学会成立。这都大大促进了医学心理学科研工作的开展和水平的提高。尤其是近些年来,我国的医学心理学工作已逐渐扩大到基础医学和内、外、妇、儿各临床学科以及老年医学和康复医学各领域。在各类学术年会以及有关刊物发表的论文中,心身医学和临床应用性论文所占的比重越来越大,反映了我国医学心理学开始向广阔的领域发展。

 知识链接

医学模式的演变

1. 自然哲学医学模式 摒弃了"神"对人的统治,摆脱了迷信和巫术,以朴素的唯物论和辩证法来解释疾病。我国医学的"辨证施治"、"天人相应""形神合一"和古希腊希波克拉底的"体液病理学说"均属此模式。

2. 生物医学模式 研究重点集中于对疾病的生物学研究。人们更集中于从解剖、生理、病理、生化等方面去探究疾病的病因和治疗方法。使人类对疾病的预防、控制及治疗水平得以快速提高。

3. 生物-心理-社会医学模式 1977 年美国教授恩格尔提出,他认为人类健康及与疾病相互转化的作用因素不仅只有生物因素,心理社会因素同样可导致健康的改变和疾病的发生。生物-心理-社会医学模式的提出在医学史上具有划时代的意义。

二、主要学派及理论观点

医学心理学在发展的过程中,形成了多家学派,其中影响较大的有以下几个:

(一)精神分析学派及理论观点

精神分析学派及理论观点又称心理动力学派,由19世纪末奥地利医生弗洛伊德所创立。弗洛伊德将人的心理活动分三层:意识、前意识和潜意识。意识是指人们当前注意到的,由外界刺激引起的,符合社会规范和道德标准的并通过表达的心理活动。前意识是指人们当前并未注意到,需经他人提醒或经自己集中注意,并努力回忆才能进入意识领域的心理活动。它是意识和潜意识之间的过渡领域。潜意识又称无意识,是指由本能冲动引起的和被压抑的愿望,是不能为人意识到、也不能说出的心理活动。人经常会产生不为社会道德、理智所允许的欲望,并将它压抑到最深层的潜意识中去。弗洛伊德认为正常人的心理活动,大部分是在潜意识中进行,因其不能进入意识领域,所以常得不到满足。他认为童年时压抑在潜意识中的心理冲突,是引起各种心理障碍和心身疾病的根源。

(二)行为主义学派及理论观点

20世纪初以美国的心理学家华生为代表,创立了行为学派。该学派认为,人的一切行为、习惯、生活方式都是通过学习得来的。因此各种心理障碍和心身疾病的产生,都是通过错误的学习而获得的。相反,不良行为也可以通过学习而更改、增加或消除。因此,行为主义学派治疗的原则也是通过矫正不良行为,来矫正不良心理。

(三)心理生理学派及理论观点

20世纪30年代以生理学家坎农、塞里为代表,该理论认为心理因素对健康及疾病的影响,必须通过生理活动作为中介机制。即:心理社会刺激都是首先引起个体情绪的变化从而对机体生理功能产生影响。特别是受自主神经控制的内脏活动、内分泌及免疫系统最易受情绪的影响而发生活动改变。这些生理活动的改变直接影响着机体各器官的功能及健康。不良认知、不健全人格引发的如愤怒、抑郁、持续(高)焦虑等负性情绪都会导致三大系统生理活动失衡,致各内脏功能失衡、紊乱,产生躯体症状,甚至导致疾病的发生。此理论被称之为心理生理理论。

(四)人本主义学派及理论观点

20世纪40年代,以美国心理学家马斯洛、罗杰斯为代表的人本主义学派发展起来,形成了一种新的理论观点:人性是善的,有强烈的自我实现愿望,本质都是要发挥自己的潜能(友爱、自尊、自由、平等、创造、追求真善美和公正的价值),实现自己的理想,并不断追求新的更高目标,永远不会满足。当主客观条件阻碍自我实现时,便会产生各种心理障碍和心身疾病。人本主义强调人的内在潜能和自我价值,提倡人的自我修正、自我完善和自我实现。

(五)认知学派及理论观点

20世纪60年代,在信息论、控制论、计算机科学发展的影响下产生了认知理论观点。认知学派以美国心理学家艾里斯、阿诺德、贝克等为代表,认为人对外界的认知实际上就是一种信息接受、编码、操作、提取和使用的过程,强调人的理性认识在刺激效果及行为上的重要作用,强调人的主动性。即外界刺激对个体产生什么样的影响,更重要的是取决于个体对该事物的主观认识。人的情

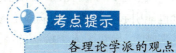

考点提示

各理论学派的观点

绪障碍不是来源于刺激事件本身,而是由于自己对刺激事件的错误认知评价造成的。认知理论认为:矫治心理及情绪问题,关键在于纠正个体的不良认知。

医学心理学在形成自己理论体系的发展过程中,上述几个学派曾起了重大影响,有过积极的推动作用,但每一种学派又都有其局限性。随着医学科学的发展和人们认识能力的提高,医学心理学也在迅速发展。尤其是近 20 年来,有了更快的发展,其理论及技术已广泛应用于预防保健、医疗诊断及治疗过程中,取得了巨大的成就。

知识链接

弗洛伊德 1856 年出生于摩拉维亚,4 岁时举家迁居维也纳。他在中学时代就显示出非凡的智力,成绩一直名列前茅,17 岁考入维也纳大学医学院,1881 年开始担任临床神经专科医生。其女儿 A·弗洛伊德后来也成为著名的心理学家,1938 年因遭纳粹迫害迁居伦敦,于 1939 年 9 月 23 日因口腔癌在伦敦逝世。

弗洛伊德对精神分析的兴趣是在 1884 年与 J·布洛伊尔合作期间产生的,他们合作治疗一名叫安娜·欧的 21 岁癔症患者。弗洛伊德先从布洛伊尔那里学了宣泄疗法,后又师从 J·沙可学习催眠术,继而他提出了自由联想疗法,1897 年创立了自我分析法。他一生中对心理学的最重大贡献是对人类无意识过程的揭示,提出了人格结构理论,人类的性本能理论以及心理防御机制理论。

第三节　学习医学心理学的意义

一、树立整体医学观

人既是有血肉、有生命、有大脑和有完整生理活动的生物体,同时还是一个有意识、有思想、有情感和有各种心理活动的社会人。外界的客观事物反映到人的头脑中来,会产生各种各样的心理活动,这些心理活动同其生理活动一样,也会影响到人的健康和疾病的发生。1977 年美国的精神病学家、内科教授恩格尔提出了"生物-心理-社会"医学模式,它强调人的健康与疾病,不仅与生物因素有关,而且与人的心理活动和社会环境密切相关。从此,医学走进了生物-心理-社会医学模式的新时代。它要求我们在医学研究及疾病的诊断、治疗中把人看成是一个多层次的、完整的连续体,不仅要考虑其生物原因,同时也要分析其心理和社会各种因素的综合作用。医学心理学的学习,有助于我们了解心理因素对健康及疾病发生的影响,从而能够更全面地阐明人类躯体疾病与心理疾病的本质,协助医学揭示人类维护健康、战胜疾病的规律,从而寻找出疾病的预防、诊断、治疗及护理的更全面、更有效的方法,提高医疗水平,促进人的身心健康。

二、满足临床工作的需要

临床实践和心理学研究证明,不仅有害的生物因素能够引起人的躯体疾病,而且消极的心理因素也能引起人的身心疾病及心理疾病。当前,随着社会的发展,人们面临的生活、社会压力越来越大,导致了人类疾病的高发病率由传染病转移到心脑血管、恶性肿瘤等疾病上(心脑血管、恶性肿瘤等疾病发病率的逐渐上升)和心理疾病(抑郁症等)发病率逐年上升。

由于这些疾病的发生受心理、社会因素的影响很大,仅仅靠生物治疗是不能从根本上解决问题的。而良好的心理因素与积极的心理状态能够促进人的身心健康,甚至可作为身心疾病的治疗手段。因此,医学心理学的知识及技术的掌握,有利于全面解决健康问题,满足临床需要。

三、有利于改善医患关系

随着现代人生活水平、知识水平及维权意识的提高,人们对医疗水平及医疗环境要求标准越来越高,因此,医患关系已成为现代医疗的核心问题。只有搞好医患关系,才能与患者相互信任、相互谅解,达成共识,才能使病人积极配合和参与疾病的医疗、护理全过程,最大限度地促进疾病的康复。

医学心理学的学习,第一,可以提高我们自身的心理素质水平,学会保持良好的心境、良好的情绪控制力、较强的心理承受力及包容力;学会关爱服务对象,有利于医患交往。第二,掌握服务对象的心理特点,沟通有的放矢,恰当地满足其心理需要,避免误会、摩擦的发生,从根本上来改善医患关系。

四、学会应对困境的方法

在当代社会,激烈的竞争和沉重的生存压力使心理问题日益成为阻碍人们健康的重要问题。在人的生活中,难免会遇到各种困境、难题,如高压力、高度紧张的工作;快节奏的生活及多变化的社会环境等。这些情况都会造成人的心理冲突、人生挫折以及精神打击。医学心理学的学习,将教会我们如何应对和处理这些问题,并学会指导患者和身边的人了解应对这些困境的方法,以帮助人们提高生活质量,促进健康,预防疾病的发展。

本章小结

医学心理学是把心理学的理论、方法与技术应用到医疗实践中的产物,是研究心理活动对生理的作用及其规律的科学,它是医学与心理学相结合而形成的一门交叉学科,是自然科学和社会科学相结合的边缘学科。当今医学模式已由"生物-医学模式"向"生物-心理-社会医学模式"转变,人们也已开始意识到心理行为活动通过心身中介机制影响生理功能的完整,同样生理活动也影响个体的心理功能。在研究健康和疾病问题时,应同时注意心身两方面因素的影响。要科学客观地认识心理社会因素对健康和疾病以及两者之间的相互关系的影响,必须重视和了解医学心理学的研究方法并加以应用,这样才能解决在临床工作中遇到的疑难问题。

(白 杨)

目标测试

一、名词解释

1. 心理学
2. 医学心理学

二、选择题

1. 关于医学心理学,错误的描述是
   A. 交叉学科　　　　　　B. 边缘学科　　　　　　C. 思想教育学科
   D. 心理学的一个重要分支　　E. 医学的一个重要分支

2. 关于医学心理学实验研究方法的主要特点,正确的是
   A. 只在实验室中完成　　　　　　B. 只以人为实验对象
   C. 只记录生物学指标　　　　　　D. 只在有目的的、控制某些条件下进行
   E. 只使用现代仪器

3. 医学心理学的具体任务主要是
   A. 研究躯体疾病的临床特点
   B. 研究躯体因素的治病特点
   C. 研究疾病的预防策略
   D. 研究人格心理特征的治病特点
   E. 研究心理因素在各类疾病的发生、发展和变化过程中的作用规律

4. 最早提出"医学心理学"这一概念的学者是
   A. 弗洛伊德　　　　　　B. 洛采　　　　　　C. 比奈
   D. 塞里　　　　　　　　E. 坎农

5. 心理科学诞生的时间是
   A. 1796 年　　　　　　B. 1879 年　　　　　　C. 1905 年
   D. 1908 年　　　　　　E. 1590 年

6. 医学心理学主要理论学派有
   A. 精神分析学派　　　　B. 行为学派　　　　　　C. 心理生理学派
   D. 人本主义学派　　　　E. 以上均是

7. 第一所心理实验室的创立者是
   A. 恩格尔　　　　　　　B. 卡特尔　　　　　　C. 弗洛伊德
   D. 哈韦　　　　　　　　E. 冯特

B1 型题（8~11 题共用备选答案）
   A. 弗洛伊德　　　　　　B. 华生　　　　　　C. 艾里斯
   D. 罗杰斯　　　　　　　E. 坎农

8. 行为主义学派的创始人是

9. 精神分析学派的创始人是

10. 心理生理学派的创始人是

11. 人本主义学派的创始人是

第二章 心理学基础

学习目标

1. 掌握:感知觉、记忆、思维、想象、注意、情绪、情感、意志的概念;思维的特性;注意的品质;情绪状态;人格的结构。
2. 熟悉:心理的实质;知觉特征;记忆过程;思维的种类;情绪的分类;情绪情感与心理健康;人格的特征;行为的形成。
3. 了解:情绪与情感的区别与联系;自我意识的结构。

第一节 心理学概述

一、心理活动的内容

心理现象是心理活动的表现形式。一般把心理现象分为心理过程和人格(或个性)两个部分(图 2-1)。

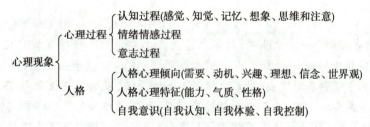

图 2-1 心理现象结构图

二、心理的实质

心理的实质是:心理是脑的功能,即大脑是心理发生的物质基础;客观现实是心理的内容和源泉;心理是大脑对客观现实主观能动的反映。

（一）心理是脑的功能

从进化论看,动物只有在产生神经结构后才有心理活动。随着脑结构的产生及复杂化程度不同,心理活动亦相应发展和复杂化;从个体发育看,人的一生心理的发展,是随着脑的发育、复杂、成熟而同步发展的。脑的生理学研究也证明,各种心理活动都和一定的脑部位有关。如视觉在枕叶,听觉在颞叶后部,记忆在海马、颞叶,意志、人格在前额叶等。临床观察也证明,当某一部位脑损伤时,除发生生理功能障碍外,也会发生相应的心理障碍。由此

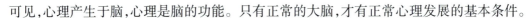

可见,心理产生于脑,心理是脑的功能。只有正常的大脑,才有正常心理发展的基本条件。

(二)心理是对客观现实的反映

心理是脑的功能,但大脑本身不会凭空产生心理活动。大脑提供了产生心理活动的物质基础,客观现实是心理活动的内容和源泉,没有客观现实就没有心理活动的发生。客观现实指人的心理以外的一切客观存在,包括自然环境和社会环境,尤其是社会中人与人的交往对人的心理发展具有决定意义。从小脱离人类社会生活的人,就没有人的心理。例如印度在 1956 和 1972 年都曾经发现过"狼孩"。他们虽在母胎里生成了人体的脑,但由于幼年时期生活在狼群中,因此他们回到人间后,不能说人话,不能直立行走,生活习惯和狼一样。经过多年的教育训练他们才能直立行走,学会极少的单词。生活实践证明,人只有在现实的社会生活的种种实践活动中,外界的事物作用于感觉器官,传达到脑,引起脑的生理活动才能产生和发展心理、意识。

(三)人的心理是对客观现实主观的、能动的反映

心理活动是人脑对客观现实的反映,就其反映的内容是客观的,反映的形式和结果却是主观的。也就是说人脑对客观现实的反映不是被动的复印和摄影,而是积极主动、带有自己倾向地去反映。人脑就像一个加工厂,客观现实就是原材料,同一种材料经人脑加工后,可形成不同的产品。由于这种主观能动性,使人不仅能反映客观世界,而且能主动地改造客观世界,推动社会的发展。

第二节 认识过程

认识过程是人们在认识、了解、探索周围事物与自身奥秘的过程中所表现的心理活动。包括感觉、知觉、记忆、思维、想象、注意等认知成分。

"感觉剥夺实验"——1954 年,加拿大麦克吉尔大学的心理学家首先进行了"感觉剥夺"实验:实验中给被试者戴上半透明的护目镜,使其难以产生视觉;用空气调节器发出的单调声音限制其听觉;手臂戴上纸筒套袖和手套,腿脚用夹板固定,限制其触觉。被试者单独待在实验室里,几小时后开始感到恐慌,进而产生幻觉……在实验室连续待了三四天后,被试者会产生许多病理心理现象:出现错觉、幻觉;注意力涣散,思维迟钝;紧张、焦虑、恐惧等,实验后需数日方能恢复正常。

请问:1. 为什么实验中的被试者会产生注意涣散、思维迟钝等反应?

2. 心理功能的发展和外界刺激之间有什么关系?

一、感觉和知觉

(一)感觉

1. 感觉的概念 感觉是人脑对当前直接作用于感觉器官的客观事物的个别属性的反映。客观事物具有它的各种属性。当客观事物直接作用于感受器,人体各种感受器能够区别出它的各种属性,从而使大脑产生了对这些事物个别属性的反映。感觉是我们认识世界

的起点,是一种最简单的心理活动,是认知的初级阶段。一切高级的、复杂的心理活动都是通过感觉获得材料,在感觉的基础上产生的。如人用眼睛看到的各种色彩,鼻子嗅到的各种气味,耳朵听到的各种声音,舌头品尝到的各种滋味等都是感觉。

2. 感觉的分类　人的各种感受器是在漫长的进化过程中发展而成的,各种感受器分别反映事物的不同属性。如视感受器专门反映客观事物的光刺激;听感受器专门反映客观事物的声刺激。

根据刺激物的性质以及它所作用的感官的性质,可以将感觉分为:外部感觉和内部感觉。

（1）外部感觉:接受身体外部的刺激,反映事物的外部属性。有视觉、听觉、嗅觉、味觉、皮肤觉等。

（2）内部感觉:接受机体内部刺激而产生的（感觉）。有内脏觉、运动觉、平衡觉。

3. 感觉的特性

（1）感受性与感觉阈限:人的感觉能力的高低被称之为感受性,衡量感受性的指标是感觉阈限。感觉阈限是能否引起感觉的分界线。那些刚刚能引起主观感觉的最小刺激量叫（绝对）感觉阈限,对这种最小刺激量的感觉能力叫（绝对）感受性。感受性和感觉阈限在数量上成反比关系,即感觉阈限越小,感受性越高;反之,感觉阈限越大,感受性越低。

（2）感受性的变化:一个人感受性的高低不是一成不变的。同一个人在不同条件下,对同一刺激物的感受性高低会发生变化。感受性的变化有下列几种情况:①适应:刺激物持续作用于感觉器官,使其感受性发生变化的现象叫感觉的适应。除痛觉外各种感觉都有适应现象。"入芝兰之室,久而不闻其香,入鲍鱼之肆,久而不闻其臭",是嗅觉的适应;"明适应"与"暗适应"是视觉的适应。②感觉的相互作用:感觉相互作用是指在一定条件下,各种不同的感觉相互影响,从而使感受性发生变化的现象。例如噪声会降低人的视觉的敏感度,轻松、舒缓的音乐能减轻人的疼痛。不同感觉相互作用的一般规律是弱刺激能提高另一种感觉的感受性,强刺激则会使另一种感觉的感受性降低。如白日看不到繁星,闹市听不到窃窃私语。另外,当一种感觉产生的同时,又引起另一种感觉发生的现象称为联觉。如橙色给人带来温暖等。③感觉的发展与补偿:感觉的发展是指人的感受性在实践活动中获得提高的过程。每个人的生活实践不同,各种感受性的发展也不同。职业的训练,会使其相关感觉的感受性明显高于一般人。比如,品酒师的味觉敏感性远远高于常人,可以从一滴酒中判断酒的浓度、纯度和香型。丧失某种感觉能力的人,可以在生活实践过程中利用其他感觉的超常发展来弥补,叫感觉的补偿。如聋哑人的视觉特别敏锐,盲人的听觉和触觉特别发达。

 知识链接

人类各种重要感觉绝对阈限的近似值:

视觉:48 公里以外的一支烛光

听觉:安静环境中 20 米以外的手表滴答声

味觉:9 升水中的一匙白糖

触觉:从 1 厘米距离落到你脸上的一个蜜蜂翅膀

嗅觉:弥散于 6 个房间中的一滴香水

（二）知觉

1. 知觉的概念　知觉是人脑对当前直接作用于感觉器官的客观事物的整体属性的反映。在实际生活中，当客观事物作用于感受器时，人们在以感觉的形式反映事物个别属性的同时也反映着事物的整体属性。譬如，儿童面前有一朵花，他们并非单一地反映它的颜色、形状和味道……而是通过脑的理解和辨别，从整体上反映出它是一朵玫瑰花或是月季花。这就是知觉。

2. 知觉的种类　根据人脑所认识的事物特性，可以把知觉分为空间知觉、时间知觉、运动知觉三类。

（1）空间知觉：是对物体的大小、形状、方位和距离等空间特性的认识。

（2）时间知觉：是对事物的延续性和顺序性的认识。

（3）运动知觉：是对物体和自身机体在空间位移等方面的认识。运动知觉是多种感官的协同活动的结果，参与运动知觉的有视觉、动觉、平衡觉，其中视觉起重要作用。

3. 知觉的基本特征　人对客观事物的知觉，有四个基本特性：

（1）知觉的选择性：客观事物是多种多样的，但人不可能同时清楚地感知到所有事物，而只能选择其中一种或几种作为知觉对象，产生清晰的知觉映像，而其周围的事物，当成知觉背景，形成模糊的认识。这种把知觉对象从背景中区分出来的特性叫知觉的选择性(图2-2)。

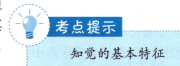

考点提示

知觉的基本特征

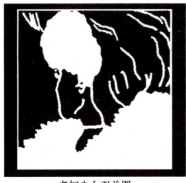

a 老妇少女双关图　　　　　b 人头花瓶双关图

图 2-2　知觉的选择性

（2）知觉的整体性：知觉的整体性是人们在知觉过程中将客观事物的个别属性进行整合的特性。当客观事物的个别属性作用于人的感官时，人能够根据知识经验把它知觉为一个整体，这就是知觉的整体性。知觉是对事物整体的反映，故整体性是知觉的基本特征(图2-3)。

（3）知觉的理解性：知觉的理解性是人们在知觉过程中不是被动地反映知觉对象，而是主动地运用已有的知识经验对知觉对象作出某种解释，使其具有一定的意义，就是知觉的理解性。

（4）知觉的恒常性：当知觉的条件在一定范围内发生变化

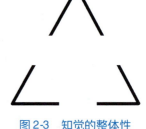

图 2-3　知觉的整体性

时,被知觉的对象仍保持相对不变,这就是知觉的恒常性。恒常性使人能在不同的条件下,始终保持对事物本来面貌的认识,保证了知觉的精确性。

二、记忆

（一）记忆的概念

记忆是人脑对曾经感知过的客观事物的再认和回忆。人在生活过程中,对学过的知识,经历过的事情,体验过的情感,从事过的活动,或多或少地保留在头脑中,在一定条件下得到恢复,就是记忆。从信息加工的观点来看记忆就是对输入信息进行编码、储存和提取的过程。记忆是人们学习、工作和生活的基本能力。如果没有记忆,人类的生活将是难以想象的。

（二）记忆的分类

由于记忆参与到人的一切活动之中,所以记忆表现的形式也是多种多样的。

1. 根据记忆的内容分为以下四种:

（1）形象记忆:以感知过的事物形象为内容的记忆,叫形象记忆。如对人物、景象的形象、声音、气味等的记忆。

（2）逻辑记忆:是用词的形式以概念、判断、推理等抽象思维为内容的记忆。如对数理化中的定义、定理、公式及对自己思想的记忆。

（3）情绪记忆:以体验过的某种情绪情感为内容的记忆,具有鲜明、生动、深刻和情境性等特点。如对儿时上台领奖时激动心情的重温;面红耳赤地回忆曾经难为情的行为等。

（4）运动记忆:是以实际行动、动作、技巧为内容的记忆,其特点是容易保持和恢复。如对游泳、体操、打字和某种习惯动作的记忆。

各种类型的记忆是相互联系的,在整个记忆过程中它们是协同活动的。

2. 根据记忆保持时间的长短不同分为以下三种(图2-4):

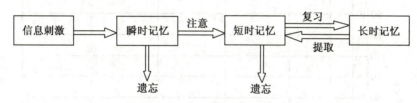

图2-4　瞬时记忆、短时记忆和长时记忆

（1）瞬时记忆:是指通过感觉器官所获得的感觉信息在0.25~2秒以内的记忆,又称感觉记忆或感觉登记,它是记忆的开始阶段。如视觉后象。瞬时记忆的信息引起注意、强化后,进入短时记忆,否则就会被遗忘。

（2）短时记忆:是指所获得的信息在头脑中储存不超过1分钟的记忆。短时记忆的信息,经过大脑的反复强化,可进入长时记忆。

（3）长时记忆:是指保持在1分钟以上甚至终身的记忆。长时记忆中存贮着我们过去的所有经验和知识,为所有心理活动提供了必要的知识基础。

（三）记忆的基本过程

记忆是一个复杂的心理过程,包括识记、保持、再认和回忆三个基本环节。

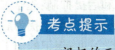

考点提示

记忆的三个基本环节

1. 识记　是把所需的信息输入头脑的过程,即是识别和记住事物的过程。识记是记忆的第一步,是对输入信息进行编码的过程。

(1) 根据识记的目的性可分为:有意识记和无意识记。①有意识记:是指有预定的识记目的,并灵活运用一些有效方法的识记。②无意识记:是指没有自觉的识记目的,没有采取任何识记方法,也不需要作出意志努力的识记。

(2) 根据人们对识记材料内容的理解程度可分为:①机械识记:是指根据材料的外部联系或表面形式,采取简单重复的方式进行的识记。②意义识记:是指通过理解材料意义及把握材料内容进行的识记。

2. 保持 是将识记过的事物进行加工、巩固和保存的过程。保持是一个动态变化的过程,内容不是一成不变的,优质保持可使不重要的内容消退,重要的或有明显特点的内容较好保持,使保持内容变得更加完整、合理而有意义。

3. 再认和回忆

(1) 再认:是指过去接触过的事物再次出现时能够识别出来。

(2) 回忆:指经历过的事物不在眼前,在一定条件下能把它重新再现出来。回忆是信息提取的高级形式,能回忆的就能再认,能再认的不一定能回忆。

4. 遗忘

(1) 概念:遗忘是指对识记过的材料不能再认或回忆、或者是错误的再认或回忆。

(2) 遗忘类型有两种:暂时性遗忘和永久性遗忘。

(3) 遗忘的规律:

1) 遗忘的进程是不均衡的。19 世纪末,德国心理学家艾宾浩斯对遗忘作了系统的首创性研究,揭示了遗忘速度的规律:遗忘与时间呈正相关。时间越长,遗忘越多;同时遗忘的进程不是均衡的,遗忘的速度是先快后慢(见图 2-5)。

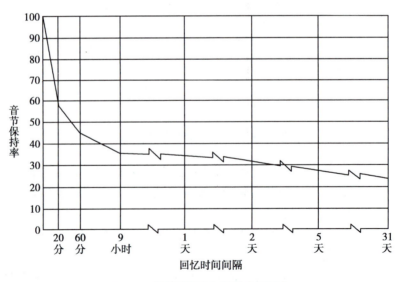

图 2-5 艾宾浩斯遗忘曲线(1885)

2) 前摄抑制和后摄抑制:先学习的材料对后学习的材料产生干扰为前摄抑制;后学习的材料对先学习的材料产生干扰为后摄抑制。

此外,识记的学习度;识记的加工程度;识记材料的量和质;序列效应;兴趣、情绪等对遗忘都有影响。

三、思维与想象

（一）思维

1. 思维的概念和特征

（1）概念：思维是人脑对客观事物进行的间接的、概括的反映。思维同感知觉一样是人脑对客观现实的反映。感知觉所反映的是事物的个别属性、个别事物及其外部的特征和联系，属于感性认识；而思维所反映的是一类事物共同的、本质的属性和事物间内在的、必然的联系，属于理性认识。在整个心理活动中，思维占有核心的地位。

例如，我们经常见到刮风、下雨，这还只是对这些自然现象的感知觉，即仅仅是对直接作用于感官的一些事物表面现象的认识；但如果我们要研究为什么会刮风、下雨，并把这些现象跟吹气、扇扇子、玻璃窗上结水珠、水管子"冒汗"、壶盖上滴下水珠等现象联在一起，发现它们都是"空气对流"的表现或"水蒸汽遇冷液化"的结果，这就是深入到事物的内里与把握因果关系的思维了。在认识过程中，思维实现着从现象到本质、从感性到理性的转化，使人达到对客观事物的理性认识，从而构成了人类认识的高级阶段。

（2）思维的特征：思维的基本特征是间接性和概括性。

间接性是指不直接通过感觉器官而是通过其他媒介来认识事物。如医生能通过检查心电图来判断心脏的功能。概括性是对同一类事物找出其共同性和本质性的联系。如红、肿、热、痛和功能障碍是对所有急性炎症共性的概括。

考点提示

思维的基本特征

2. 思维的分类

（1）根据任务的性质和解决问题的方式可分为：动作思维、形象思维、逻辑思维。

1）动作思维：凭借直接感知，伴随实际动作进行的思维活动。如幼儿在学习简单计数和加减法时，常常借助数手指，实际活动一停止，他们的思维便立即停下来。

2）形象思维：运用已有表象进行的思维活动。例如要考虑走哪条路能更快到达目的地，便须在头脑中出现若干条通往目的地的路的具体形象，并运用这些形象进行分析、比较来作出选择。艺术家、作家、导演、工程师、设计师等都离不开高水平的形象思维。

3）抽象逻辑思维：以概念、判断、推理的形式达到对事物的本质特性和内在联系认识的思维。科学家研究、探索和发现客观规律，学生理解、论证科学的概念和原理以及日常生活中人们分析问题、解决问题等，都离不开抽象逻辑思维。

儿童思维的发展，一般都经历直观动作思维、具体形象思维和抽象逻辑思维三个阶段。成人在解决问题时，这三种思维往往是相互联系，相互补充，共同参与思维活动，如进行科学实验时，既需要高度的科学概括，又需要展开丰富的联想和想象，同时还需要在动手操作中探索问题症结所在。

（2）根据探索答案的方向可分为：聚合思维、发散思维。

1）聚合思维：又称求同思维、集中思维，是把问题所提供的各种信息集中起来得出一个正确的或最好答案的思维。例如学生从各种解题方法中筛选出一种最佳解法；工程建设中把多种实施方案经过筛选和比较找出最佳的方案等的思维。

2）发散思维：又称求异思维、辐射思维，是从一个目标出发，沿着各种不同途径寻求各种答案的思维。例如数学中的"一题多解"；科学研究中对某一问题的解决提出多种设想；教育改革多种方案的提出等的思维。

聚合思维与发散思维都是智力活动不可缺少的思维,都带有创造的成分,而发散思维最能代表创造性的特征。

(3) 根据思维的主动性和独创性可分为:常规思维、创造性思维。

1) 常规思维:指人们运用已获得的知识经验,按惯常的方式解决问题的思维。例如,学生按例题的思路去解决练习题和作业题,学生利用学过的公式解决同一类型的问题等。

2) 创造性思维:指以新异、独创的方式解决问题的思维。例如技术革新、科学的发明创造、教学改革等所用到的思维都是创造性思维等。

(二)想象

1. 想象的概念　想象是人脑对已有表象进行加工改造形成新形象的心理过程。

2. 想象的种类

(1) 根据产生想象时有无目的可分为:①无意想象:又称不随意想象,是没有预定目的、不自觉产生的想象。它是当人们的意识减弱时,在某种刺激的作用下,不由自主地想象某种事物的过程。如眼望天上白云自然而然想象成是各种动物形象的想象。②有意想象:又称随意想象,指有预定目的、需要一定的意志努力和自觉进行的想象。

(2) 在有意想象中,根据想象内容的新颖程度和形成方式的不同可分为:①再造想象:是根据言语描述或图形等的提示形成响应新形象的过程。如我们阅读小说《红楼梦》中关于林黛玉的文字描述,想象出林黛玉的形象。②创造想象:按照一定的目的、任务,在大脑中独立地创造出新形象的过程。在新作品创作、新产品创造时,人脑中构成的新形象都属于创造想象。③幻想:是创造想象的一种特殊形式,积极的、符合客观事物发展规律的幻想称为理想。违背事物发展客观进程的想象就是空想。

四、注意

(一)注意的概念

注意是心理活动对一定对象的指向和集中。是伴随着感知觉、记忆、思维、想象等心理过程的一种共同的心理特征。

注意具有指向性和集中性的特点。注意的指向性表现出人的心理活动具有选择性。这种选择性不仅表现为选取某种活动和对象,而且表现为心理活动对这些活动和对象的比较长时间的保持。注意的集中性不仅指离开一切与活动对象无关的东西,而且也指对各种干扰刺激进行抑制,以保证注意的对象能得到比较鲜明、清晰的反映。

(二)注意的种类

根据注意产生和维持有无预定目的以及是否需要意志努力,可将注意分为无意注意、有意注意和有意后注意三种。

1. 无意注意　是没有预定目的、无需意志努力、不由自主地对一定事物所发生的注意。例如上课时,突然从教室外闯进一个人,这时大家会不由自主地把视线都朝向他,这就是无意注意。

2. 有意注意　是有预定的目的、必要时需要意志努力、主动地对一定事物所发生的注意。当我们学习某一门功课时,由于认识到它的重要性,便会自觉主动地把心理活动集中在这门功课的学习上,而且还会通过意志努力,排除各种干扰,使注意力坚持在要学习的东西上,这就是有意注意。

3. 有意后注意　是一种特殊形式的注意,它是自觉的、有目的的,但又不需要意志努力的注意。有意后注意是在有意注意的基础上发展起来的。例如在刚开始做一件工作的时候,人们往往需要一定的努力才能把自己的注意保持在这件工作上,但是在对工作发生了兴趣以后,就可以不需要意志努力而继续保持注意了,而这种注意仍是自觉的和有目的的。

（三）注意的品质

1. 注意的范围　即注意的广度,它是指同一时间内,人的意识所能把握对象的数量。注意的范围受知觉特点的影响,知觉对象越熟悉、越集中、排列越有规律,越能成为相互联系的整体,则注意的范围就越大。

2. 注意的稳定性　是指注意能够集中在一定对象上的持续时间。持续时间长,注意的稳定性就强;反之,稳定性就差。注意的集中和稳定是一种很可贵的品质。

3. 注意的分配　是指个体在同一时间对两种或两种以上的活动进行注意,或将注意分配到不同的活动中。所谓"眼观六路,耳听八方"就是注意的分配。注意的分配只有在对同时进行的几种活动非常熟练,方可发生。

4. 注意的转移　是根据一定的目的,主动地把注意从一个对象转移到另一个对象上去。灵活而又正确的转移是提高工作效率的基础。

第三节　情绪情感过程

人非草木,孰能无情? 喜怒哀乐忧恨憎,人皆有之。在日常生活中,我们有时欢快愉悦甚至欣喜若狂,有时焦躁不安甚至暴跳如雷,有时郁郁寡欢甚至悲痛欲绝,这些都是情绪体验。复杂、丰富的情绪情感体验,使我们的生活变得丰富多彩。

 案例

"恋爱的吊桥理论"——加拿大心理学家达顿等人分别在两座桥上对 18~35 岁的男性进行问卷调查。一座桥是高悬于山谷之上的吊桥,距离下面的河面有几十米高,左摇右晃,非常危险;而另一座桥是架在小溪上的一座坚固的木桥,高度也很低。心理学家先让一位漂亮的女士站在桥中间,由这位女士负责对男士们进行问卷调查,然后让接受实验的 18~35 岁的男性过桥,并在桥中央接受问卷调查。做完问卷调查后,女士会对男士说:"如果想知道调查结果的话,过几天给我打电话。"并将自己的电话号码告诉给男士。几天之后,给这位女士打电话的男士中,过吊桥的男士远比过木桥的男士要多。

请问:1. 男士在过桥时有什么情绪状态?
　　　2. 为什么过吊桥的男士跟女士联系的更多呢?

一、情绪与情感的概念及区别

（一）情绪与情感的概念

情绪与情感是人对客观事物是否符合个体的需要而产生的态度体验。

 考点提示

情绪情感的概念

情绪与情感与人的需要有密切的关系,它是一种以需要为中介的反映形式。情绪与情感具有鲜明的两极性:肯定性(愉快)与否定性(不愉快);积极性与消极性;紧张性与轻松性;激动性和平静性;力量强与弱的变化等。人对周围世界有不同的态度和体验:如愉快和高兴;忧愁与悲伤;恐惧与绝望;欣赏与爱慕;厌恶与憎恨等。所有这些喜、怒、哀、乐、爱、惧,都是人对现实对象的不同态度和带有独特色彩的体验形式,都是情绪情感的不同表现形态。

(二)情绪与情感的区别

情绪与情感是两个既有联系又有区别的概念。从大脑的反射与反映活动而言,两者是同一物质过程的心理形式,这两个概念具有等同的意义,都是"人对客观事物的态度体验"。但严格说来,二者是有一定区别的:

(1)情绪是人和动物共有的,情感是人所特有的。

(2)情绪的产生和生物性需要相关联,而情感的产生多和社会性需要和精神上的满足有关。

(3)情绪发生时伴有显著的生理、行为上的变化,而情感产生则多不伴有明显的生理、行为变化。

(4)情绪具有较大的外显性、情景性、冲动性、不稳定性,情感则具有内隐性、不受情景的影响、冲动性小、稳定性强(表2-1)。

表2-1 情绪和情感的区别

情 绪	情 感
与生理性需要相关联	与社会性需要相关联
发生早、人与动物共有	发生晚、人类独有
具有外显性、情境性、激动性、暂时性	具有内隐性、稳定性、深刻性、持久性

可以这样认为:情绪是人和动物受到情景刺激时,经过是否符合自己生理需要的判断后,产生的生理变化、行为变化和对事物态度的主观体验。情感是人对精神性和社会性需要的态度的体验。

二、情绪情感的分类

(一)原始情绪

根据主体和客体之间需求关系的不同,古代把情绪分为"喜、怒、哀、乐、爱、恶、惧"七种基本形式,谓之"七情"。现代心理学一般把它划分为"快乐、愤怒、恐惧、悲哀"等四种基本形式,即所谓"原始情绪"。

(二)情绪状态

情绪状态是情感在实践活动中不同程度的体现。根情绪发生的强度、速度、紧张度和持续性,可以把日常生活中人们的情绪状态分为心境、激情、应激三种基本形态。

1. 心境 是一种比较持久的、微弱的、影响整个心理活动的情绪状态。心境不具有特定的对象,在心境发生的时候,人看待一切事物都带有这些色彩。如

💡 考点提示
情绪状态的三种基本形态

愉快喜悦的心境会使各种事物都染上"快乐的色彩";愁闷的心境会使人在任何场合下都是闷闷不乐的。

心境具有持久性、弥散性、感染性的特点。

2. 激情 是一种强烈的、短暂的、暴发的情绪状态。如狂喜、暴怒、惊恐等。激情是由重大事件或意外冲突、过度压抑所引起。激情总是带有激烈的体内外活动和外部表情,如狂喜时欢呼跳跃、发怒时暴跳如雷等。人在激情状态时认知能力会发生改变,适度的激情会使人思维活跃,解决问题能力增强;缺乏意志控制的激情,会使人的认知能力范围缩小,不能正确评价自己行动的意义及后果,容易导致严重后果。

3. 应激 是一种由出乎意料的紧张而又危险的情景所引起的情绪状态。在应激状态下,整个机体的激活水平增高,致使身体各部分生理活动发生应答性改变,从而使个体发生不同的心理行为变化。在应激状态中,人们的身心极度紧张,如果这种状态长期持续,就可能损害人们的生物化学保护机制,降低人体的抵抗力,以至于易受疾病的侵袭。

（三）情感的分类

情感是同人的社会性需要相联系的主观体验,是人类所特有的心理现象之一。人类高级的社会性情感主要有道德感、理智感和美感。

1. 道德感 是根据一定的道德标准在评价人的思想、意图和行为时所产生的主观体验。是个人根据社会道德准则评价自己或别人行为时所产生的情感,是一种高级形式的社会情感。道德属于社会历史范畴,不同时代、不同民族、不同阶级有着不同的道德评价标准。

2. 理智感 是在智力活动过程中,认识和评价事物时所产生的情绪体验。例如人们在探索未知的事件时所表现的求知欲望、认识的兴趣和好奇心;在解决问题过程中出现的迟疑、惊讶、焦躁以及问题解决后的喜悦、快慰;在评价事物时坚持自己见解的热情;为真理献身时感到的幸福与自豪;由于违背和歪曲了事实真相而感到羞愧等,都属于理智感。

3. 美感 是根据一定的审美标准评价事物时所产生的情感体验。人的审美标准既反映事物的客观属性,又受个人的思想观点和价值观念的影响。因此,在不同文化背景下,不同民族、不同阶级的人对事物美的评价既有共同的方面,也有不同的地方。

美感作为情感的一种形式,也是由客观情境引起的,这包括两方面的内容:一方面是自然景象和人类创造物的特性。前者如昆明的石林、桂林的山水、北京香山的红叶、南京长江大桥等。另一方面是指人类的社会道德品质和行为特征也能引起美的体验。那些为人善良、淳朴、诚实、坚强、公正坦率、不徇私情、有自我牺牲精神的品质和行为都是美的。而那些丑恶的品质和行为,如损人利己、虚伪、胆小怕事、两面三刀、狡猾奸诈等,会引起人们的厌恶、憎恨的情感体验。可见,美感是按一定的标准评价自然特性和社会行为特性时所产生的内心体验。

三、情绪与健康

情绪是人的精神活动的重要组成部分,情绪的发生通常伴随有机体内的生理变化,情绪可通过神经系统、内分泌系统和免疫系统对各器官的作用而对人体健康发生影响,其作用具有积极和消极两个方面,具体表现为:

（一）情绪对健康的积极影响

快乐、恬静、喜悦、满意、乐观、稳定的的情绪有利于健康。人在心情舒畅的时候,呼吸、脉搏、血压、新

考点提示

情绪对健康的影响

陈代谢等均处于平稳、协调的状态,有利于身心健康。另外,积极的情绪、适当的紧张能够提高人的活动能力、充实人的体力和精力,有利于提高人的活动效率,有助于工作和学习和人的社会适应。

(二)情绪对健康的积极影响

抑郁、焦虑、恐惧、紧张的情绪则不利于健康。愤怒、恐惧、焦虑、紧张、怀疑的情绪一方面可通过交感神经兴奋,促进肾上腺皮质激素分泌影响器官活动,或作用于免疫细胞上的相应受体,使免疫力低下;另一方面又通过神经体液,使内脏活动发生障碍,而患心身疾病。此外,消极情绪还能降低人的活动效率及社会适应,妨碍人的工作和学习。

因此,要善于调节、保持积极良好的乐观情绪,以促进个体的身心健康发展。

 知识链接

情商,是一种自我情绪控制能力的指数。1995 年,丹尼尔·戈尔曼出版了《情商:为什么情商比智商更重要》一书,引起全球性的讨论,他也因此被誉为"情商之父"。

丹尼尔认为情商包含五个主要方面:

1. 了解自我 监视情绪时时刻刻的变化,能够察觉某种情绪的出现,观察和审视自己的内心体验。

2. 自我管理 调控自己的情绪,使之适时适度地表现出来。

3. 自我激励 能够依据活动的某种目标,调动、指挥情绪的能力,它能够使人走出生命中的低潮,重新出发。

4. 识别他人的情绪 能够通过细微的社会信号、敏感地感受到他人的需求与欲望,认知他人的情绪,这是与他人正常交往,实现顺利沟通的基础。

5. 处理人际关系 调控自己与他人的情绪反应的技巧。

第四节 意 志 过 程

 案例

彬彬上初一,成绩中等,看到其他同学成绩优秀,受到表扬,于是下定决心要让自己的成绩也达到优秀的水平,于是便制定了一个学习计划,早上六点钟起床早读,每天坚持课前预习、课后复习,认真完成作业,并要求自己一学期下来要读四本名著。

刚开始的一段时间,彬彬确实六点钟就准时起床读书,各个方面都表现得很好。一段日子过去了,天气变冷了,他逐渐开始睡懒觉,以后,到了六点二十分都没有看到彬彬早读的身影,每天放学回家后也没有马上完成作业,而是在电视机前看节目。到后来连作业也需要父母催才肯去做了。名著也只看了个开头,接下来都不看了,只摆在书柜中。

请问:1. 彬彬的学习计划没实现的原因有哪些?

　　　2. 怎样帮助他达到学习目标?

一、意志的概念

意志是自觉地确定目的,并根据目的来支配自己的行动,克服困难,以实现目标的心理过程。科学家攻克科研项目,学生努力学习,公民遵纪守法,司法人员秉公执法,个人兴趣、爱好、能力的发展等活动,都有意志过程的参与。

意志和行为是密不可分的,意志受目的支配、调节行动。人在行动之前,总要先选定目标,制订计划,并在克服困难的过程中实现目标,这种在意志调节和支配下有目的的、自觉的行动称之为意志行动。比如克服自身的不良习惯,始终如一地坚持锻炼身体等;再如,达尔文潜心研究 20 余年,于 50 岁时写出巨著《物种起源》,孟德尔用豌豆花进行了 10 年实验,终于发现了遗传法则,这些行为都是意志行动。

二、意志的特征

人的意志行动有以下三个特征:

(一)明确的行动目的

能够自觉地确立目的,是人的行为的最基本特征。人一切无意识的行动都不是意志行动。离开了自觉的目的,意志便失去了存在的前提,就没有意志可言。意志行动的目的越明确,越高尚,越远大,意志水平就越高,行为的盲目性和冲动性就越小。动物也作用于环境,有些高等动物仿佛也具有某种目的性的行为,如狮子捕食。但是从根本上说,动物因为不能意识到其行为后果,所以动物的行为是盲目的、自发的。然而人的活动是有意识、有目的和有计划的。

(二)随意运动是意志行动的基础

人的意志行动是由意识调节下的一系列随意运动组成的。人的动作可分为随意动作和不随意动作。不随意动作是指不受意识控制、调节的动作,主要由非条件反射而引发的。如打嗝、吞咽、分泌唾液、睡梦中的动作、讲话时的无意动作和手势等,都属于不随意动作。随意动作是后天习得的,受意识控制、调节,为完成某项任务而必备的动作,如跑步、骑车、写字、绘画等随意运动。一个人掌握随意运动的熟练程度越高,他的意志行动越容易顺利进行。如对于外科医生来讲,丰富的医学知识和精湛的手术技艺是他们进行外科手术必不可少的条件,否则再有要做当代名医、解救患者痛苦的理想也是不可能实现的。

(三)意志行动与克服困难相联系

人的意志行动以随意运动为基础,但不是所有的随意运动都是意志行动。意志的强弱,是通过克服行动中的困难大小来体现的,克服困难越大,表明其意志越坚强。例如吃饭属于随意运动,但人们的日常三餐不能叫做意志行动。只有重症病人为了保证营养、战胜疾病,克服生理困难去进食才叫做意志行动。意志行动中的困难包括内部困难和外部困难。内部困难是来自于自身的障碍,如知识经验不足,能力有限,身体欠佳等。外部困难指意志行动中的客观条件障碍,如自然环境条件恶劣,缺乏必要的工作条件,不良的人际关系等。

三、意志的品质与培养

(一)意志的品质

人们在各种意志行动中,经常会带有稳定的特点,体现出一定的规律性,在心理学上就被归纳为几种不同的意志品质。良好的意志品质是保证活动顺利进行、实现预定目的的重要条件。

1. 自觉性　意志的自觉性是指个体自觉地确定行动目的,并独立自主地采取决定和执行决定。这反映了一个人在活动中坚定的立场和始终如一的追求目标。它贯穿于意志行动的始终,也是意志行动进行和发展的重要动力。具有自觉性的人,在行动中既能坚持独立、不轻易接受外界影响,又能不骄不躁、虚心听取有益的意见;既能为了实现预定目的、坚持正确的决策,又能听取合理化建议、及时修正不合理方针,以达到目的。

与自觉性相反的表现是易受暗示和独断。易受暗示指缺乏主见,人云亦云,没有独立的见解,为人处世易受他人影响,表现出过多的屈从和盲从。独断指容易从主观出发,刚愎自用,不听他人忠告,一意孤行。

2. 果断性　意志的果断性是指面对复杂多变的情境,能够迅速而有效地做出选择,采取决定,并为实现目标迅速行动。果断性是在全面地考虑行动的各个环节和环境的诸多因素的基础上,迅速明辨是非,当机立断。在有些时候,果断性还同一个人的信仰和人生观有密切的联系。在危急关头,更需要深明大义,敢作敢为,甚至不惜牺牲自己的利益。具有果断性的人既顾全大局,处事严谨,又果敢坚决,雷厉风行。

与果断性相反的品质是优柔寡断和武断。前者面临选择常犹豫不决,摇摆不定,作出决定后又患得患失,踌躇不前,最后导致错失良机。武断是指处事冲动鲁莽,不等时机成熟就匆忙作出决定,草率从事,以致行动失败。处事武断的人或是性格暴躁,懒于思考,或是目光短浅,不计后果。这两个方面都是意志品质果断性缺乏的表现。

3. 自制力　意志的自制力是指能够自觉、灵活地控制自己的情绪,约束自己的言行的意志品质。人生活在社会环境中,个人利益和愿望常会同他人或集体的愿望与利益发生冲突,这时就需要依据社会的道德标准和公共规范来调整自己的行为。此时,自制力就显得尤为可贵。具有自制力的人,有很强的组织纪律性,情绪稳定,注意力集中,通常被称为意志坚定的人。他们知道做自己应该做的事。具有自制力的人既能发动合乎目的性的行动,又能抑制与行动目标不一致或相违背的行动。

与自制力相反的表现是任性和怯懦。前者容易受情感左右,缺乏理智,常在需要克制冲动的时候任意为之,意气行事。后者表现为在需要采取行动,迎接挑战的时候却临阵退缩,不敢有所行动。这两种都是意志不坚定、缺乏自制力的表现。

4. 坚韧性　意志的坚韧性是指在意志行动中遇到困难和挫折时,能顽强乐观地面对,想尽办法克服困难,矢志不渝,坚持到底。意志的坚韧性在于既能坚持原则,抵制各种内外干扰,又能审时度势,灵活机动地达到预定目的。鲁迅先生在"风雨如磐"的旧社会,既有坚定的信仰和不屈的战斗精神,又提倡"韧性的战斗",不同意青年学生赤手空拳去白白地流血牺牲,可以说是意志品质坚韧性的最好体现。

与坚韧性相反的品质是动摇或执拗。前者在意志行动刚开始的时候,决心很大,干劲十足,一旦遇到困难,就灰心丧气,感觉前路茫茫,中途退缩。生活中有些人"三分钟热度",做事虎头蛇尾,就属于此类。后者在行动中认准目标后,就一成不变地按计划行事,遇到特殊情况,或者客观条件发生了变化,也不能审时度势,寻求变通。平时我们说某人总是"一条道走到黑",或是"不见黄河不死心",就是指行为过于执拗,总是一意孤行。

如果没有自觉性,则对自己的行动目的就不会有明确的认识,因而无所坚持;如果没有果断性,则作不了决定,也就谈不到坚持;如果没有自制性,则不能使自己行动的主要目的压倒其他动机,当然就无法坚持。坚韧性是在意志其他品质的基础上发展而成的。所以,意志的四种品质是相互联系的,而坚韧性则是自觉性、果断性和自制性的综合表现或总结。

（二）意志品质的培养

1. 从小事做起,锻炼自己的意志　培养意志应该从小事做起,不要以为是小事就不屑注意,恰恰是小事能反映一个人的意志,高尔基曾说过:"哪怕是对自己的一点小小的克制,也会使人变得刚强有力!"如以注意卫生为例,不随地吐痰,不随地投杂物,便后冲水等小事,始终如一地坚持做到,养成习惯,即可提升自身素质。生活中的小事俯拾皆是,但长期坚持下来对自身来说就是一种锻炼。不断反思自身弱点、缺点,坚持去克服它,从现在做起,从小事做起,持之以恒,才能培养良好的意志品质。

2. 完成一些有一定难度,而又力所能及的任务　任务过于简单,过于容易,激不起克服困难的力量,没有锻炼意志的价值;而过于困难,无论如何努力也无法成功,则打击了自己的自信心,同样锻炼不了意志。为了培养锻炼意志,应有意识地去完成一些力所能及而又有一定难度的任务。

3. 根据自身意志品质的特点,设计相应的锻炼方法　不同的人意志品质有不同的特点,应根据自己的意志特点设计相应的锻炼方法,才能达到较好的效果。有不少人吃苦耐劳,能任劳却不能任怨,受不得气。有的人在学习上能孜孜不倦,刻苦努力,但对生活上许多细节,却缺乏耐心。所以培养自己的意志品质,应设计相应的锻炼方法,克服自身弱点,成为意志品质坚强的人。

4. 坚持参加体育锻炼　体育锻炼是锻炼意志品质的好方法,如长跑,如果没有一定的意志力是很难坚持跑下来的,爬山、游泳、足球、俯卧撑、跳绳、篮球、围棋等等,都对培养人的意志力有良好的效果。

5. 借助集体生活,提高意志力　集体活动可以培养人的意志力,如集体去登山、野炊、集体参加一场球赛等。集体的力量可以使一个人的意志力提高更快,从一个弱者变成一个强者。

6. 坚持学习,提高意志力　努力学习,掌握知识技能,是学生的首要任务。长期坚持认真学习,一来可以增长知识,二来又可以培养自己的意志力。应该给自己立好一个目标,坚持学习,持之以恒,使自己的意志得到提高。

第五节　人　格

 案例

拉丹与拉蕾是一对颅部连体双胞胎,1974 年 1 月 17 日出生在伊朗西南部一座名为菲鲁扎巴德的城市。1979 年,伊朗爆发伊斯兰革命,混乱的情况下,二人同父母失散。她们随后被一位医生收养。因为二人是连体双胞胎,所以在学业选择上必须达成一致。拉丹想成为一名律师,而拉蕾则梦想成为一名记者。最后,她们决定采用拉丹的选择。于是,她们一同在德黑兰大学学习法律。自从童年时起,姐妹二人就希望能够身体分离,拥有各自独立的生活。二人的性格有明显的差别,拉丹更为外向健谈,而拉蕾则比较内向。

请问:1. 姐妹俩遗传基因一样、生活环境相同,性格为什么不一样?
　　　2. 性格都受哪些因素的影响?

一、人格的概念与特征

（一）人格的概念

人格是指一个人精神面貌的总和。具体讲是个体在遗传基础上、不同的社会环境下,社会化过程中形成的具有一定倾向性的、比较稳定的人格心理特征的总和,它由三部分组成:人格心理特征、人格倾向性和自我意识。

（二）人格的特征

人格具有稳定性、整体性、社会性和独特性的特征。

1. 人格的稳定性 人格的稳定性指内在、本质的自我具有持久性、稳定性。所谓"江山易改,本性难移"就是这个意思。稳定性随人格的成熟而逐渐加强,但不是一成不变的。所谓稳定是相对的,而可塑则是绝对的。人格在个体与环境的交互作用中必然会不断被塑造、有所变化。在一些重大事件影响下或某些病理情况下,人格甚至会有突然的改变。

2. 人格的整体性 人格的整体性是指人格是一个完整的统一体,它的各个元素有机地结合在一起,相互联系、相互影响、相互制约,不可分割。人的各种特征也只有在作为整体的人中才有意义。例如坚持性,在一些人身上表现为坚忍不拔、持之以恒,而在另一些人身上则会表现为顽固偏执、墨守成规。

3. 人格的社会性 人格的社会性是人性中的社会属性,是在个体身上的社会化程度或一定的角色行为。是个体生长环境的文化的影响、社会对各种角色行为的规范在人格中的鲜明体现。

4. 人格的独特性 独特性即个别性,强调的是个性差异,通俗地说就是有特色。所谓世界上没有完全相同的两个人指的就是人格的独特性。例如同是黑大汉的形象,张飞粗中有细的鲁莽与李逵的鲁莽就有所区别。人格的独特性既受遗传因素的影响又反映了它在形成过程中的各种印记。人格的独特性突出地体现为人的气质、性格和能力的差异。

二、人格心理特征

人格是个体各种稳定的心理特征的总和,而这些心理特征主要表现为能力、气质、性格等方面。习惯上将这些内容称为人格心理特征。

（一）能力

1. 能力的概念 能力是直接影响活动效率、使活动得以顺利完成的个性心理特征。能力表现在人所从事的各种活动中,并在活动中得到发展。当然,能力与活动的关系并非是完全对应的,一种能力可能会对多种活动起作用,一种活动也会需要多种能力。多种能力的有机结合称为才能,而才能的高度发展称之为天才。

2. 能力的种类 能力与活动关系密切。不同的活动对人提出的要求不同,从而导致了能力多样性的产生。根据不同的标准,能力可分为以下几类:

（1）一般能力与特殊能力:一般能力是指各种活动所共同需要的能力,它是从事一切活动所必备的,如观察力、记忆力、抽象概括能力、想象力、创造力等,其中抽象概括能力是一般能力的核心。平时我们所说的智力,指的就是一般能力的综合。特殊能力是指从事某项专业活动所必备的能力,它是顺利完成某种专业活动的心理条件,如音乐能力、绘画能力等。

一般能力与特殊能力是有机地联系在一起的。一般能力是特殊能力的重要组成部分,为特殊能力的发展提供更好的内部条件;特殊能力的发展也有助于一般能力的提高。

（2）流体能力和晶体能力：流体能力指在信息加工和问题解决过程中所表现的能力。如各种推理能力、形成抽象概念的能力等。它较少地依赖于文化和知识的内容，而决定于个人的禀赋，其发展随大脑的发展而发展、脑功能的衰退而衰退；晶体能力指获取语言、数学知识的能力，它决定于后天的学习，伴随个体终生发展，与社会文化有密切的关系。

（3）认知能力、操作能力和社交能力：认知能力指人脑加工、储存和提取信息的能力，如观察力、记忆力、想象力等。它是人们完成活动的最基本、最主要的条件。操作能力是指人们操纵自己的肢体以完成各种活动的能力，如劳动能力、艺术表演能力、体育运动能力等。社交能力是指人们在社会交往活动中所表现出来的能力，主要表现为人际关系敏感性、人际关系调整能力和自我协调能力。

3. 能力的个体差异 能力的发展及个体差异表现在质和量两个方面，质的差异表现为能力的类型差异，量的差异表现在能力发展的水平和发展早晚的差异。

（1）能力的类型差异：人的能力可以分为一般能力和特殊能力两大类。一般能力是指人在一切活动中所必需的一些基本能力，例如感觉、记忆、想象和思维等方面的能力。特殊能力是指在人的某种专业活动中表现出来并保证这种专业活动获得高效率的能力，例如数学、音乐、绘画、戏剧、文学等方面的能力。不管是一般能力还是特殊能力，对每个人来说，他们的表现都是不同的。如在学习中，有的人表现为感知力强，有的人则表现为记忆力优秀；如有的人具有唱歌天分，有的人则具有绘画才能等。

（2）能力发展水平的差异：主要是指一般能力即智力发展水平上的差异。心理学研究表明，在整个人群中，智力水平基本上呈正态分布，即两头小，中间大。超高智商的人和极低智商的人都是极少数的，绝大多数人的智力都处于中常水平。

（3）能力表现早晚的差异：能力表现早晚上个体差异也十分明显。某些人少年早慧，某些人则大器晚成。但是从成就的水平来评价，对人类作出突出贡献的杰出人物，智力表现的早晚与其成就水平之间并没有多大关系。

知识链接

我国许多名人在幼年时期就显露其才华。李白"五岁读六甲，十岁观百家"；杜甫"七龄思即壮，开口咏《凤凰》"；莫扎特三岁在钢琴上弹奏，五岁开始作曲，八岁试作交响乐，十二岁创编歌剧；控制论的创始人维纳，七岁能阅读但丁和达尔文的著作，九岁破格升入高中，十四岁大学毕业，十八岁就获哈佛大学哲学博士学位。

古今中外也有许多名人大器晚成。如姜子牙辅佐周武王，72岁才任宰相；著名画家齐白石40岁才表现出绘画才能；人类学家摩尔根发表基因遗传理论时已60岁了。

出现这种现象的原因很多，有的因所专攻的学术领域具有某种长期性，不能一蹴而就，需长期努力；有的因早期不够努力，后期加倍勤奋的结果；或者是某种特殊能力显露较晚等。

（二）气质

1. 气质的概念 气质是人的高级神经活动类型特点在行为方式上的表现，是人的心理活动的动力特征。它主要表现为心理活动过程的速度和稳定性，如知觉的速度、思维的灵活度、注意集中时间的长短等；心理过程的强度，如情绪的强弱、意志努力的程度等；以及心理活动的指向性，或倾向于外部事物或倾向于内部体验等。气质本身并不直接对个体的行为起推动作用,也不决定行为的发生和方向,它只是表现在心理活动与行为中的动力特点。

2. 气质的生理学基础及气质类型 古希腊名医希波克拉底认为人有四种体液,即血液、黄胆汁、黑胆汁和黏液。根据哪种体液在人体中占优势而将人的气质分为多血质、胆汁质、抑郁质和黏液质四种类型。这种分类虽缺乏生理学依据,但符合实际生活中对人的气质的观察,故沿用至今。

巴甫洛夫用高级神经活动类型说解释气质的生理基础。他通过动物实验发现高级神经系统活动具有强度、均衡性和灵活性三种基本特性。

强度是指大脑接受外界刺激的承受力和持久工作的能力。均衡性是指大脑兴奋过程和抑制过程力量的对比。灵活性是指兴奋与抑制过程相互转化的速度与能力。

这三种特性在个体上存在着差异,三者的不同组合就形成四种高级神经活动的类型,即强、不均衡而灵活的兴奋型;强、均衡而灵活的活泼型;强、均衡而不灵活的安静型和弱、不均衡、不灵活的抑制型。这四种高级神经活动类型的外部表现恰恰相当于古希腊学者对气质的分类,因此巴甫洛夫提出,高级神经活动类型是气质类型的生理基础(表2-2)。

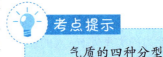

考点提示

气质的四种分型

表 2-2 气质类型、高级神经活动类型及行为表现特征

气质类型(神经系统类型)	神经过程的基本特征			外部表现
	强度	均衡性	灵活性	
胆汁质(兴奋型)	强	不均衡	灵活	精力充沛,动作快,有力,性急,易冲动,不易自制
多血质(活泼型)	强	均衡	灵活	活泼,易感,好动,敏感但不持久,注意易转移,精力易分散
黏液质(安静型)	强	均衡	不灵活	安静沉着,善忍耐,情绪反应慢,持久而不显露,容易冷淡
抑郁质(抑制型)	弱	不均衡	不灵活	敏感,怯弱,情感体验深,稳定而不易表露,行动迟缓,孤僻

3. 气质的意义 气质是人格赖以形成的条件之一,它体现了人格的生物学内涵。每个人都有一定的气质特征,它影响着人的实践活动。了解自己和他人的气质特征,对工作、学习和生活都具有十分重要的意义。

(1)气质不决定人的智力水平和社会价值:气质主要表现为心理活动的动力和方式,而不涉及其方向和内容。因此就一个人活动的社会价值和成就来说,气质无好坏之分。任何气质都有其积极面和消极面,具有任何一种气质的人都可培养和发展成为社会所需要的有用之才。例如俄国四位杰出的文豪:赫尔岑、克雷洛夫、普希金和果戈理就分别属于多血质、黏液质、胆汁质和抑郁质。

(2)气质影响人的适应性:在人的适应性方面,不同气质类型是有一定影响的,这对于职业选择和环境适应具有一定意义。如做演员要求外向、灵活、可塑性强,一般多血质气质类型的就比较合适。

(3)气质影响人的身心健康:情绪不稳定、易伤感、过分性急、冲动等特征都不利于心理健康,有些还是心身疾病的易感因素。

（4）气质特征是教育工作的依据之一：了解受教育者的气质特点,选择恰当的教育方式,有着十分重要的意义。由于受教育者气质特点不同,教育效果可能很不一样,这就要求教育方法个性化,实施"因材施教"。根据受教育者不同气质特点,教育者就需要帮助受教育者克服不同气质中的消极特点,使其人格得到更好发展。

（三）性格

1. 性格的概念　性格是个体在社会实践活动中所形成的对人、对己、对客观现实所持的稳定态度及与之相适应的习惯了的行为模式。它反映了一个人心理面貌的本质属性,是人与人相互区别的重要方面。

2. 性格的特征　主要表现在以下四个方面：

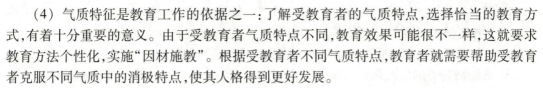

考点提示

性格的四种特征

（1）态度特征：是性格中最主要的特征,是指个体对待社会、集体、工作、学习、劳动、别人和自己的态度的性格特征。如对人善良、怜悯、傲慢;对事物有责任心、有条不紊或漫不经心;对自己有信心、谦虚或自以为是等。

（2）意志特征：是指个体意志水平方面的性格特征,如有人始终如一,坚定不移;也有人半途而废、见异思迁等。

（3）情绪特征：是指个体在对情绪的控制方面的性格特征,表现为性格的开朗或郁闷等。

（4）理智特征：是指在认知活动的特点与风格方面的性格特征,表现为有人善于思考、创新,有人则因循守旧。

3. 性格的类型　目前性格的分类主要有以下几种：

（1）功能类型说：根据智力、情感和意志三种心理功能在性格中何者占优势,把人的性格分为三种：一是理智型,以理智来衡量一切并支配行为;二是情绪型,情绪体验深刻,举止受情绪左右;三是意志型,行为目标明确,积极主动。

（2）向型说：根据心理活动的倾向性把性格分为两类：外向型和内向型。外向型表现为心理活动倾向于外部,经常对外部事物表示关心,开朗、活泼、情感外露,当机立断,不拘小节,特别善于交际,独立性强;内向型表现为心理活动倾向于内部,一般表现为沉静,处事谨慎,深思熟虑,反应缓慢,适应环境比较困难,顾虑多,交际面窄,较孤僻。

（3）独立、顺从说：根据独立性特点把性格分为两类：独立型、顺从型。独立型的人有坚定的个人信念,善于独立思考,遇到紧急情况不会惊慌失措,喜欢把自己的意志强加于人。顺从型的人独立性比较差,容易受人暗示、往往屈从于权势、听从别人的指示,不善于适应紧急情况。

三、人格倾向性

人格倾向性是人格的重要方面,它是个体行为的内在动力和基本原因,决定着一个人的活动倾向性和积极性,集中地体现了人格的社会实质。人格倾向性包括需要、动机、兴趣、理想、信念和世界观等内容。

（一）需要

1. 需要的概念　需要是个体和社会的客观要求在人脑中的反映,表现为人对某种目标的渴求和欲望。需要是心理活动与行为的基本动力。没有需要,心理活动和行为也就失去了目的和意义。推而广之,生物体的一切活动归根到底也都是为了满足需要。

2. 需要的种类　根据不同的划分标准,可把需要分成不同的类型:

（1）按需要的起源和发展可将人的需要分为生物性需要和社会性需要。

（2）按需要对象的性质可把需要分为物质需要和精神需要。

3. 马斯洛需要的层次理论　美国人本主义心理学家马斯洛认为需要的满足是人的全部发展的一个最基本原则。他认为,人的需要可分五个层次,只有当人们的一些低层次需要基本得到满足后,才会有动力促使高一层次需要的产生和发展,由低到高,逐层发展,这就是需要的层次论(图2-6)。这五个层次依次为:

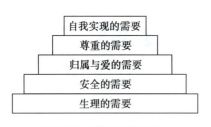

图2-6　马斯洛需要层次

（1）生理的需要:人对食物、水分、空气、睡眠、性的需要等,这是人的最低层的需要。它们在人的所有需要中是最重要的,也是最有力量的。当人落水后,在为得到空气而拼命挣扎时,就会感到自尊和爱的需要是多么不重要了。

（2）安全的需要:人对生命、环境、财产、职业、婚姻、家庭和心理安全的需要。

（3）归属和爱的需要:人都希望自己被大家关怀、爱护,也关怀别人;希望参加一个社团或组织并在其中获得某种地位;结交朋友,追求爱情,发展友谊等,就是归属和爱的需要。

（4）尊重的需要:马斯洛认为人对尊重的需要可以分为两类:自尊和来自他人的尊重。自尊包括对获得信心、能力、本领、成就、独立和自由等愿望。来自他人的尊重包括威望、承认、接受、关心、地位、名誉和赏识等。

（5）自我实现的需要:这是人的最高层次的需要。人们通过发挥自己的潜能,实现自己的理想和抱负。

考点提示

马斯洛需要层次理论

马斯洛认为,这五种需要都是人的最基本的需要。这些需要是天生的、与生俱来的,它们构成了不同的等级或水平,并成为激励和指引个体行为的力量。马斯洛认为,需要的层次越低,它的力量越强,潜力越大。随着需要层次的上升,需要的力量相应减弱。在高级需要出现之前,必须先满足低级需要。只有在低级需要得到满足或部分满足以后,高级需要才有可能出现。在个体发展过程中,高级需要也出现的较晚。例如婴儿有生理需要和安全需要,但自我实现的需要则要在成人后才出现。低级需要直接关系到个体的生存,因而也叫缺失需要,当这种需要得不到满足时,将直接危及个体的生命;高级需要不是维持个体生存所绝对必需的,因此这种需要可以稍作延迟。高级需要也与人的健康成长密切相关,满足这种需要能使人积极向上,精力旺盛,有利于健康、长寿。因此,在这个意义上高级需要也叫成长需要。

马斯洛还指出,要满足高级需要,必须先满足低级需要,如"足衣食而知荣辱",但这也不是绝对的,也会有低级需要服从于高级需要,如"不食嗟来之食"。

（二）动机

1. 动机的概念与分类　动机指能引起、维持一个人的行动,并将该行动导向某一目标,以满足个体某种需要的念头、愿望、理想等。动机也可以被看成是一种内在动力。

动机的产生需具备两个条件:一是内部条件,即需要的存在。它引起一种内部的紧张状态。另一个是外部的刺激或诱导,它进一步加强这种紧张或焦虑,并使动机的产生和进一步的行动成为可能。

2. 动机冲突　行动虽然是由动机决定的,但并非绝对是一对一的关系。类似的动机可能表现为不同的行动;而类似的行动背后也会有不同的动机。当多个动机同时存在不能同时满足时,即可表现为相互矛盾状态。此时个体难以决定取舍,表现为行动上的犹豫不决,陷入一种动机冲突状态。动机冲突可以表现为以下几种情况:

(1) 双趋冲突:指两个目标对人有相同的吸引力,无法同时实现,二者必择其一,这样会令人产生难以取舍的心理冲突,如"鱼与熊掌不可兼得"。

(2) 双避冲突:指个体回避一个威胁性目标的同时,又面临另一个威胁性目标的出现。反之亦然。从而使人产生左右为难的心理状态。如"前是悬崖,后有追兵"就是这种处境的表现。

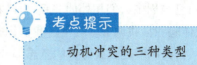
考点提示
动机冲突的三种类型

(3) 趋避冲突:指个体对同一事物同时产生相矛盾的动机,既向往得到它,又想拒绝避开它,这样就会产生趋与避的矛盾心理。正如所谓"想吃鱼又怕腥",既想又怕是这种冲突的表现。

以上三种是最基本的动机冲突模式,现实生活中人们的内心冲突是极其复杂的。了解这些基本模式,有助于进一步了解更复杂的动机冲突,也有助于解决内心冲突。

(三) 兴趣

1. 概念　兴趣是指力求认识、探究某种事物的心理倾向。兴趣与人的愉快情绪相联系,是在需要的基础上产生的,兴趣使人对感兴趣的事物给予优先注意,积极地探索,并产生情绪色彩和向往的心情,兴趣是人类认识事物和从事活动的巨大动力。

2. 分类　根据兴趣的倾向性不同可分为直接兴趣和间接兴趣。

直接兴趣是由事物本身或者活动本身引起的兴趣;间接兴趣是由活动结果引起的兴趣。

3. 兴趣的品质

(1) 兴趣的倾向性:指一个人的兴趣所指向的是什么事物。由于兴趣的倾向性不同,人与人之间会出现很大的不同,如有的人对文学感兴趣,有的人对数学感兴趣,有的人对音乐感兴趣等。

(2) 兴趣的广阔性:指一个人兴趣范围的大小或丰富性的程度,也可称兴趣的广度。兴趣的广度具有明显的个别差异。有的人兴趣十分狭窄,对什么都没热情,也不感兴趣;而有的人兴趣十分广阔。

(3) 兴趣的稳定性:指中心兴趣持续的时间或巩固的程度。有的人兴趣持久而稳定,这种人一旦对某种事物或活动产生兴趣,就始终保持而长期不变,还会一步一步地深入下去,达到迷恋程度;而有的人兴趣极不稳定,经常会对各种事物产生兴趣,但又不能持久,往往朝秦暮楚,见异思迁。

(4) 兴趣的效能性:指兴趣对活动产生作用的大小。兴趣对人的行动的动力作用有积极和消极两种。凡是对社会进步和个人身心发展起推动作用的,就是具有积极效能的兴趣;反之,就是具有消极效能的兴趣。如:有的学生对上网很有兴趣,但主要用于玩游戏或聊天,影响了正常的学习和生活,这样的兴趣就是消极效能的兴趣。

4. 兴趣的功能　兴趣在人们的活动中的基本功能主要表现为定向与动力两方面。

(1) 兴趣的定向功能:指一个人现在和将来要做的事情往往是由自己的兴趣来定向的。

（2）兴趣的动力功能：指人的兴趣可以转化为动力，成为激励人们进行某种活动的推动力。

理想、信念和价值观同时属于哲学范畴，在本章节不再详细阐述。

四、自我意识

自我意识是对自己身心活动的觉察，即自己对自己的认识，具体包括认识自己的生理状况（如身高、体重、体态等）、心理特征（如兴趣、能力、气质、性格等）以及自己与他人的关系（如自己与周围人们相处的关系，自己在集体中的位置与作用等）。自我意识包括自我认识、自我体验和自我调节。其中自我认识是自我意识的认知部分，自我体验是自我意识的情绪成分，自我调节是自我意识的意志部分，是个体的自觉过程。它们组成了自我监督和调节的监控系统，调节着个体的心理活动和行为。

（一）自我认识

自我认识是主观自我对客观自我的认识与评价，自我认识是自己对自己身心特征的认识，自我评价是在这个基础上对自己作出的某种判断。正确的自我评价，对个人的心理生活及其行为表现有较大影响。如果个体对自身的评价与社会上其他人对自己评价差距过大，就会与周围人们之间的关系失去平衡，产生矛盾，不利于个人心理上的健康成长。自我认识在自我意识系统中具有基础地位，属于自我意识中"知"的范畴，进行自我认识训练，要注重三个方面：第一，认识到自己的身体特征和生理状况。第二，认识到自己在集体和社会中的地位及作用。第三，认识到内心的心理活动及其特征。自我评价是自我意识发展的主要成分和主要标志，是在认识自己的行为和活动的基础上、通过社会比较而实现的。若自我评价能力不高，则对自己评价会过高或过低，造成自满或自卑。因此，要提高自我评价能力，学会与同伴间比较做出评价；学会借助别人的评价来评价自己；学会一分为二地评价自己。自我评价是自我认识中的核心成分，它直接制约着自我体验和自我调控，所以，进行自我意识训练的核心应放在自我评价能力的提高上。

（二）自我体验

自我体验是主体对自身的认识而引发的内心情感体验，是主观的我对客观的我所持有的一种态度，如自信、自卑、自尊、自满、内疚、羞耻等都是自我体验。自我体验往往与自我认知、自我评价有关，也和自己对社会的规范、价值标准的认识有关，良好的自我体验有助于自我监控的发展。进行自我体验训练，就是让人们有自尊感、自信感和自豪感，不自卑，不自傲，不自满，随着年龄增长人们懂得做错事感到内疚，做坏事感到羞耻。

（三）自我调节

自我调节也叫自我监控，是自己对自身行为与思想言语的控制，具体表现为两个方面：一是发动作用，二是制止作用，也就是支配某一行为，抑制与该行为无关或有碍于该行为进行的活动。进行自我认知、自我体验的训练目的是进行自我监控，调节自己的行为，使行为符合群体规范，符合社会道德要求，通过自我监控调节自己的认识活动，提高学习效率。为提高自我监控能力，重点应放在由外控制向内控制转变上。有的人自我约束能力较低，常常在外界压力和要求下被动地从事实践活动，比如个别学生只有在教师要求做完作业后要检查的情况下，才会进行检查。针对这种现象，应学会如何借助于外部压力，发展自我监控能力。

第六节 行 为

人的行为是多学科研究的课题,按照生理学家的观点,行为则是人体器官对外界刺激所产生的反应。哲学家认为,行为就是人们日常生活中所表现的一切活动。现代心理学家一般认为,行为是有机体的外显活动。

案例

父亲是一个冷酷无情的人,嗜酒如命且毒瘾很深,有好几次差点把命都给送了,就因为在酒吧里看不顺眼一位酒保而犯下杀人罪,被判终身监禁。他有两个儿子,年龄相差才一岁,其中一个跟他老爸一样有严重的毒瘾,靠偷窃和勒索为生,也因犯了杀人罪而坐监。另外一个儿子可不一样了,他担任一家大企业的分公司经理,有美满的婚姻,养了三个可爱的孩子,既不喝酒更不吸毒。同出于一个父亲,在完全相同的环境下长大,两个人却会有如此不同。在一次个别的私下访问中,问起造成他们现况的原因,二人竟然是相同的答案:"有这样的父亲,我还能有什么办法?"

请问:1. 为什么同样的环境下两兄弟有不同的人生结局?

2. 人的行为受哪些因素的影响?

一、行为的定义及其形成

(一)行为的定义

行为是指个体为了维持自己的生存和种族延续,适应不断变化的复杂环境时所作出的各种反应(活动)。

(二)行为的形成

1. 影响行为形成的因素 人类行为是受遗传、成熟、环境和学习四个主要因素交互作用而形成、发展起来的,并成为个体独特的行为模式。

(1)遗传对人类行为发展的影响:遗传是指父母的形态特征、生理特征、心理特征等通过遗传基因传给子代的生物学过程。遗传机制是通过基因将遗传信息密码传给下代,等待合适时机顺序表达出来,为后天行为的发展奠定生物学基础。

(2)成熟对人类行为发展的影响:成熟是指个体生理组织结构和功能及各类本能行为按遗传基因表达时间程序而顺序发展。在正常情况下,行为的发展都具有一定的方向性和顺序性,而且是不可逆、不可逾越的。如儿童身体生长发育顺序遵循由近及远、由中央到外周、由近端到远端的发展规律;儿童动作发展遵循从整体动作到局部的、准确的、专门化的发展规律。

(3)环境对行为发展的影响:胎儿所处的子宫内环境、出生后的家庭环境和社会自然环境对个体行为发展都有影响。如母亲的年龄、营养、疾病服药情况、吸烟酗酒和情绪状态都会影响胎儿的正常发育;社会环境对个体语言、智力、生活、行为习惯、社交等的养成和发展的重要影响。可谓"一方水土养一方人"。不同民族、不同地域、不同国家其人群的行为习惯都有很大的差异。

（4）学习对行为发展的作用：单靠遗传和成熟发展的少数本能行为是不能适应变化的环境的。只有通过社会观察学习，获得生存、生活能力，才能适应不断变化的环境。学走，学跑，学说话；学习知识、技能，学习社会行为准则、道德品质等都是为了适应社会。人还要改造环境，要创新，要发明也与学习有着重要关系。所以学习对人类许多社会行为的形成有着重要的决定性作用。

2. 行为发展的连续性、阶段性和关键期　人类行为的发展是一个连续不断的变化过程，现在的行为是过去行为发展的继续，是以渐变为基础的，而将来的行为又必然是现在行为发展的延续，这就是行为发展的连续性，例如婴儿的运动行为发展是从眼球运动→颈部运动→躯干运动→坐→爬→站→走而连续发展的。行为发展在连续性变化的量变的基础上，行为的性质会发生突变，这就是行为发展的阶段性。

人的行为发展存在着关键期，当行为发展到某阶段时，在适当的环境刺激下该行为出现，若此期缺少适当的环境刺激，则这种行为就会缺失。此期称为该种行为发展的关键期。如口头语言发展的关键期在1～3岁；走路行为的关键期在4～5岁。3～5岁是性身份心理识别的关键期，1～7岁是人格发展的关键期。7岁前是智力发展的关键期。4岁前小孩是各种行为发展的关键期。若哪期出现刺激缺失则会出现相应的功能障碍或低下。

二、行为的类型

根据不同的分类方法，可将人的行为分为不同类型。

（一）社会学分类

人类行为可分为本能行为与社会行为两大类：

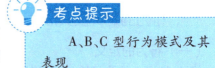

考点提示

A、B、C型行为模式及其表现

1. 本能行为　是指先天遗传的，不经学习即可出现的典型、刻板、定型的行为模式，并且是有目的的指向性行为，如摄食、饮水、防御、性、睡眠、母性行为和好奇等。

本能行为是机体生而具有的先天的行为模式。动物的行为主要是本能，人类的生物本能行为已被赋予了社会意义。

2. 社会行为　是指同种动物所激起，以对同种的其他成员有影响的行为，人在社会情境中的各种活动，包括人与人相互作用而产生和表现的所有思想、情感和行为方式，如家庭、学校、团体、医疗、健康行为、人际交往行为、领导与随从、侵略与攻击等。

（二）医学分类

根据行为与疾病的关系，将人的行为分为A型行为模式、B型行为模式与C型行为模式。

1. A型行为类型　其主要特征是：争强好胜，试图以最少的时间获得最多的成就，易激动、暴躁、气愤和缺乏耐心。具有A型行为的人经常使自己处于忙碌和高度应激状态，血液中应激性激素含量较一般人群高，易患冠心病、高血压、脑梗死、心肌梗死等心脑血管疾病。

2. B型行为类型　与A型行为恰恰相反，B型行为类型表现为无时间紧迫感，不争强好胜，对自我无过高的要求，与世无争、生活悠闲自得、随遇而安。这类人适应性较强，精神放松，神经生理活动大多处于均衡、平静状态，大致处于健康状态。

3. C型行为类型　这种类型的特征为：①童年生活不顺利，形成压抑、克制的性格，如童年丧失父母或父母分居、缺乏双亲的抚爱等。②行为上过分与人合作、理智、协调、姑息、谦虚、谨慎、自信心差、过分忍耐、回避矛盾、好屈服于外界权势等。③情绪上易愤怒且不向外发泄,而生闷气,易焦虑、抑郁等。C 型行为人有患肿瘤和免疫缺陷性疾病的倾向。

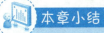 **本章小结**

　　心理学是研究人的心理现象发生、发展规律的科学。人的心理现象是多种多样的,它们之间的关系非常复杂。心理现象包括心理过程和人格。心理过程人人皆有,是人的心理现象的共性。人格也称个性,包括:需要、动机、能力、气质、性格等,是在遗传基础上,社会化过程中形成的具有一定倾向性的、比较稳定的人格心理特征的总和。正像世界上找不到两片完全相同的树叶一样,也找不到两个心理特征完全相同的人。在一定意义上,人格不是独立存在的,而是通过心理过程表现出来的。心理学正是从这两大方面来研究人的心理和行为规律的。研究人的心理活动过程的特点和规律,对于认识自己、自我分析、自我调节及将来工作具有重要的意义。

（陈可平）

 目标测试

一、名词解释

1. 感觉
2. 知觉
3. 记忆
4. 思维
5. 想象
6. 注意

二、选择题

1. 下列说法错误的是
   A. 心理是脑的功能　　　　　　　　　B. 脑是心理的器官
   C. 心理是对事物的主观反映　　　　　D. 客观现实是心理的源泉
   E. 人脑能自发地产生心理活动

2. 对心理实质正确全面的理解是
   A. 是人脑对客观现实的主观能动的反映　　B. 心理是客观现实的反映
   C. 心理是主观想象的反映　　　　　　　　D. 心理是客观现实的主观反映
   E. 心理是想什么就反映什么

3. 心理过程包括哪三个过程
   A. 气质、性格和能力　　　B. 动力、活动和评价　　　C. 认识、情绪和意志
   D. 认识、人格和活动　　　E. 动力、情绪和意志

4. 在记忆过程中不包括的是
   A. 验证　　　　　　　B. 保持　　　　　　　C. 回忆
   D. 识记　　　　　　　E. 再认

5. 医生根据病史、体检及各种必要的检查结果,最后为一名长期发热的患者确定诊断

的过程是

    A. 感知   B. 注意   C. 记忆

    D. 思维   E. 想象

6. 思维的重要特征是

    A. 抽象性和创造性   B. 深刻性和观念性   C. 上行性和决策性

    D. 分析性和综合性   E. 间接性和概括性

7. 想象的基本材料是

    A. 感觉   B. 知觉   C. 语言

    D. 表象   E. 记忆

8. 人类心理过程的认识过程不包括

    A. 感觉   B. 信念   C. 记忆

    D. 思维   E. 想象

9. 李同学大学毕业已有机会就业,可又想考硕士研究生,举棋不定,难以决断,心情焦虑,这属于哪种冲突

    A. 双避冲突   B. 双趋冲突   C. 趋避冲突

    D. 情感冲突   E. 行为冲突

10. 情绪是与何种需要相联系的

    A. 生理   B. 交际   C. 认知

    D. 安全   E. 自我实现

11. 胆汁质气质的人,其高级神经活动类型属于

    A. 强、均衡而灵活的活泼型   B. 强、均衡而不灵活的安静型

    C. 强、不均衡而灵活的兴奋型   D. 弱、不均衡、不灵活的抑制型

    E. 弱、均衡、灵活的灵活型

12. 人格的核心是

    A. 气质   B. 性格   C. 能力

    D. 需要   E. 动机

13. 王医生自从女儿考上某重点高校后,半年来兴致勃勃,觉得天格外蓝,花格外美,周围的人格外亲,工作再忙也不感到累。他属于哪种情绪状态

    A. 激情   B. 应激   C. 心境

    D. 冲动   E. 愉悦

14. 马斯洛需要层次论最高层次的需要是

    A. 尊重的需要   B. 生理的需要   C. 自我实现的需要

    D. 爱与归属的需要   E. 安全的需要

15. 按"需要层次论"人际交流的需要应属于

    A. 尊重的需要   B. 生理的需要   C. 自我实现的需要

    D. 爱与归属的需要   E. 安全的需要

16. 下列哪项不是 A 型行为特征

    A. 脾气急躁   B. 时间紧迫感   C. 争强好胜

    D. 对人有敌意   E. 对环境有强烈不满

17. "前有狼,后有虎"这种动机冲突是

A. 双趋冲突　　　　　　　B. 双避冲突　　　　　　　C. 趋避冲突

D. 双重趋避冲突　　　　　E. 双趋双避冲突

18. 与 A 型行为关系最密切的疾病是

A. 溃疡病　　　　　　　　B. 风心病　　　　　　　　C. 冠心病

D. 癔症　　　　　　　　　E. 神经症

19. 某患者,竞争意识强,总想胜过别人;老觉得时间不够用,说话快、走路快;脾气暴躁,容易激动,常与他人的意见不一致。其行为类型属于

A. A 型行为　　　　　　　B. B 型行为　　　　　　　C. C 型行为

D. D 型行为　　　　　　　E. E 型行为

20. 从情感范畴来看,爱国心是一种

A. 责任感　　　　　　　　B. 情操　　　　　　　　　C. 集体感

D. 道德感　　　　　　　　E. 荣誉感

(21～23 题共用题干)

《红楼梦》中的林黛玉,其动作稳定缓慢,观察事物细致入微,敏感多疑,孤独多虑,情感体验持久。

21. 林黛玉的气质类型属于

A. 多血质　　　　　　　　B. 黏液质　　　　　　　　C. 胆汁质

D. 抑郁质　　　　　　　　E. 兴奋质

22. 根据希波克拉底的体液学说,林黛玉体内占优势的体液是

A. 血液　　　　　　　　　B. 黄胆汁　　　　　　　　C. 黏液

D. 胃液　　　　　　　　　E. 黑胆汁

23. 根据巴普洛夫的高级神经活动类型学说,林黛玉的神经活动类型属于

A. 抑制型　　　　　　　　B. 兴奋型　　　　　　　　C. 安静型

D. 活泼型　　　　　　　　E. 均衡型

(24～25 题共用备选答案)

A. 知觉的选择性　　　　　B. 知觉的整体性　　　　　C. 知觉的理解性

D. 知觉的个别性　　　　　E. 知觉的恒常性

24. 一名幼儿去动物园玩,能说出很多动物的名字,这属于

25. 一个有经验的医生,能够从 X 线片上看到不被一般人所观察到的病灶,属于

(26～28 题共用备选答案)

A. 意志的自制性　　　　　B. 意志的独立性　　　　　C. 意志的自觉性

D. 意志的果断性　　　　　E. 意志的坚韧性

26. 意志行动中善于控制自己的行为,约束自己言行的心理品质属于

27. 办事见异思迁,虎头蛇尾的人,意志品质缺乏

28. 执拗和一意孤行的人,意志品质缺乏

第三章 心 理 卫 生

 学习目标

1. 掌握:心理卫生、心理健康教育的概念;心理健康的标准。
2. 熟悉:个体发展不同阶段的心理特征及心理卫生。
3. 了解:心理卫生的任务。

第一节 心理卫生概述

 案例

北京某高校大三学生崔某被利器砍死。事后死者的一名同学赵某被警方带走。据了解,此前两人曾是好朋友,因追求过同一名女生,从此关系紧张,还曾因此产生过节,大打出手,当问及为什么杀害崔某时,赵某说:"我得不到的别人也要承受痛苦。"

请问:1. 赵某的心理健康吗?

2. 心理健康的标准是什么?

一、心理卫生的概念与任务

(一)心理卫生的概念

心理卫生又叫心理健康,是指以积极有效的心理活动,平稳、正常的心理状态,对当前和发展着的社会、自然环境以及自我内环境的变化具有良好的适应和调节功能。它是一种持续良好的心理状态,在这种状态下心理的内容与客观世界保持统一,人体内、外环境平衡与社会环境相适应,个人具有生命的活力、积极的内心体验、良好的社会适应,能够有效地发挥个人的身心潜力与积极的社会功能。

(二)心理卫生的任务

心理卫生的任务是多方面的,也是非常艰巨的。1986年世界卫生大会的决议把心理卫生的任务界定为:①人人享有基本卫生保健的权力。②重视心理社会因素的致病、防病作用。③重视对疾病的初级预防。

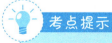 **考点提示**

心理卫生概念

具体来说,应该包括以下几个方面:

1. 宣传、普及心理卫生知识,提高人们心理卫生意识。

2. 研究并制定维护和提高人们心理健康水平的措施；探索预防、诊断和治疗心理疾病的方法。

3. 预防心理障碍和各种精神疾病的发生。

4. 对各种心身疾病的初级预防。

二、心理健康的标准

心理健康标准是心理健康概念的具体化。国内外学者提出的心理健康标准不尽相同，但一般包括以下几个方面的内容：

1. 智力正常 智力正常是人正常生活的最基本的心理条件，是个体胜任学习和工作任务、适应环境变化的心理保证，是衡量个体心理健康的首要标准。考察个体的智力正常与否，关键是看他的智力能否充分发挥效能，能否适应学习、生活和工作。

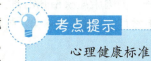

考点提示

心理健康标准

2. 心境良好，善于调节和控制情绪 主导心境愉悦、乐观、富有朝气、充满希望；反应恰当，该喜则喜、该悲则悲、喜怒有常、哀乐有节；并善于控制和调节自己的情绪，既能克制约束，又能适度宣泄，使自己情绪的表达符合社会的要求，而且能满足自身的需要。

3. 保持人格的完整与和谐 各个结构要素不存在明显的缺陷与偏差；具有清醒的自我意识，相对稳定一致的态度及行为表现，并能持续不断地完善自己的人格；人格在人的整体的精神面貌中能够完整、协调、和谐地表现出来。

4. 人际关系和谐 和谐的人际关系既是心理健康必不可少的条件，也是获得心理健康的重要途径。乐于与人交往，既有稳定而广泛的人际关系，又有知己的朋友；既能客观评价别人，又有自知之明、不卑不亢；既善于取人之长补己之短，又宽以待人，乐于助人。

5. 能主动地适应和改造环境 能否适应不断变化的社会环境是判断一个人心理是否健康的重要基础条件。能适应环境主要指具有积极的处世态度，与社会广泛接触，对社会现状有较清晰、正确的认识，其心理行为能顺应社会改革变化的进步趋势，勇于改造现实环境，以达到自我实现与社会奉献的协调统一。

6. 热爱生活，乐于工作和学习 在工作中尽可能地发挥个性和聪明才智，并从工作的成果中获得满足和激励；把工作中积累的各种有用的信息，知识和技能贮存起来，便于随时提取使用，以解决可能遇到的新问题，能够克服各种困难，使自己的行为更有效率，工作更有成效。

7. 心理行为符合年龄特征 在人的生命发展的不同年龄阶段，都有与其生理年龄成熟程度相对应的心理行为表现，从而形成不同年龄阶段独特的心理行为模式。心理健康的人应具有与其年龄阶段大致符合的心理行为特征。如果一个人的心理行为经常严重偏离自己的年龄特征，表现为"少年老成"或极端幼稚化，都是心理不健康的表现。

三、心理卫生发展简史

心理卫生的思想起源最早可以追溯到古希腊。当代心理卫生运动是从如何正确认识精神病和给精神病人以人道主义待遇开始的。1792 年法国的皮纳尔医生提出要使精神病患者得到康复，除了不受束缚外，还应该让他们从事有益的劳动。强调人们要以关心的态度来倾听病人的诉说，并且在他所管辖的精神病院中迈出了解放患者的第一步。在倡导心理卫生的历史上,皮纳尔是起点。

心理卫生运动的真正兴起,是在20世纪初。它的发起人和倡导者是曾患精神病的美国人比尔斯。比尔斯当时是个在校大学生,因其家族为精神病高发家族、因哥哥患精神病死于精神病院而恐惧患精神病,导致自己行为出现异常,被送入精神病院。住院期间受尽非人待遇。出院后,他根据自己住院期间和出院后的亲身遭遇、精神病治疗机构对病人的冷漠和虐待,以及公众对于精神病人的偏见和歧视,于1908年,出版了著名的《一颗失而复得的心》(亦译为《一个灵魂发现了自己》)。此书引起了心理学家和社会大众的大力支持和强烈反响,由此开始了一场由美国发起,最后遍及全世界的心理卫生运动。1908年,世界第一个心理卫生组织——美国康涅狄格州心理卫生协会成立,次年,美国心理卫生协会成立,1930年国际心理卫生委员会成立,1948年,在联合国教科文组织主持下,成立了世界心理健康联合会(WFMH)。

中国的心理卫生运动在20世纪30年代也开始起步,1936年,成立了"中国心理卫生协会",但因抗日战争爆发,实际未开展工作而名存实亡。1985年,一个真正意义上的中国心理卫生协会终于成立,该学会的成立对我国心理卫生事业的发展起到了非常重要的推动作用,使我国的心理卫生工作得以快速发展。

四、心理健康教育

(一)心理健康教育的概念

心理健康教育是指专业人员以提高教育对象的心理健康为目的而开展的有计划、有组织、有专题、有针对性的普及性活动。其作用是使受教育者明确心理健康与整体健康的关系、心理健康与各种疾病的关

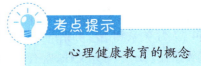

考点提示

心理健康教育的概念

系,提高受教育者的心理功能,充分发挥其心理潜能,促进个体心理的健康发展;指导他们正确应用心理防御机制,以降低或消除心理应激对机体的不利影响,使个体保持良好的情绪状态,更好地适应社会,减少心理疾病的发生。

(二)心理健康教育的实施原则

1. 客观性原则 人的心理健康受客观条件的影响,在开展心理健康教育工作时,必须从产生健康或不健康心理所依存的客观现实中去揭示其发生及变化的规律,而不能附加任何臆测。

2. 社会性原则 不同的社会文化背景,有着不同的心态与行为方式,对于心理健康的标准、内容、表现形式以及对心理健康的态度、方法及评判标准也各不相同。因此,心理健康工作应依据不同的社会文化背景来进行,使心理健康教育工作有的放矢,取得实效。

3. 整体性原则 人是一个统一的有机整体,各种因素影响着人的心理和生理,同时心理和生理也相互影响。在心理健康教育工作中应从整体出发,注意彼此联系,绝不能把某一心理问题看成是孤立的现象,而应进行全面分析。

4. 发展性原则 心理健康状态是静态和动态的统一,是一个发展过程,动态是本质。开展心理健康教育应充分了解服务对象现有的心理健康水平,还要重视他们过去的经历,预测他们未来的发展趋势。

5. 预防性原则 预防是心理健康的宗旨,贯彻"预防为主",应把心理卫生知识的普及与教育问题作为研究的重要课题,要有计划地开展心理卫生调查工作,对影响心理健康的不

利因素及时提出对策,无论个人或社会都应做到未病先防。

第二节 个体发展不同阶段的心理特征及心理卫生

 案例

　　某电商品牌的董事长吴先生因劳累过度,发生急性脑血栓卒于长沙,年仅 36 岁。吴先生有着强烈的使命感、责任心和奋斗精神,平均每天工作 17 个小时,每周工作 7 天,总时长 119 小时,他在成就个人辉煌的同时,也付出了沉重的代价。
　　请问:1. 不同年龄阶段心理发展具有什么特征?
　　　　　2. 如何维护身心健康?

一、优生与胎教

（一）优生是儿童心理健康的基础

　　心理健康是从受精卵开始的,妊娠期是生命发生、发展的重要时期。为了保证优生优育,应从以下几方面做起:

　　1. 配偶选择　不近亲结婚,不在狭小的地区找配偶;做婚前健康检查,重视遗传咨询,以避免下一代遗传性疾病。

　　2. 受孕年龄　最佳受孕年龄为 24~30 岁,这一阶段胎儿生存率最高,生命质量最优。

（二）妊娠期心理卫生

　　1. 充分合理的营养　饮食要营养平衡,既不偏食,亦不过量摄取。注意蛋白质及各种维生素和微量元素(如锌、铜、钙等)的摄取。

　　2. 生活舒适而规律　生活要有规律、注意劳逸结合,以免流产、早产及难产等现象发生。

　　3. 避免感染　孕妇应注意避免各种细菌、病毒的感染。特别是孕早期,极易导致流产或胎儿畸形。孕晚期则易发生羊膜腔炎,影响胎儿、新生儿的正常发育成长。

　　4. 避免有害物质伤害　孕期要防止与噪声、污气、放射线、烟、酒等有害物质过多接触。不要滥用药物。以免发生胎儿畸形或低体重儿。

　　5. 保持乐观、稳定的良好情绪　以有利于胎儿神经及情绪的健康发育。

（三）胎教

　　胎教是指有目的、有计划地采取适当措施,以促进胎儿生理心理最佳发育。常用方法有:

　　1. 抚摸训练　对胎儿进行抚摸训练,激起胎儿活动的积极性。做法是孕妇平卧、腹壁放松,双手手指轻压腹部,胎儿受压后出现蠕动。经此种训练的幼儿站立行走较早,但有早期有宫缩者禁用。

　　2. 音乐训练　给孕妇及胎儿适度的明朗轻快的乐曲欣赏,以促进胎儿感官发育。

　　3. 情感交流　父、母亲要经常用心与胎儿"对话",如呼唤、唱歌、表达期待与爱。以促进胎儿语言、情绪良好发育。

二、乳幼儿期儿童心理发展特征及其心理卫生

乳幼期(0~3岁)是身心迅速发展的时期,也是个性形成的关键时期,其心理健康与否,对今后身心发展具有持久和深远的影响。

(一)乳儿期

1. 乳儿期心理发展特征　乳儿期是指自出生至1岁的儿童,其心理发展有如下特征:乳儿期是儿童生长发育最迅速的时期,也是心理发育最迅速的时期。在这一时期,儿童心身各方面都有显著的发展。①动作发展:从完全没有随意动作过渡到学会用手操作物体和直立行走等随意动作,从全身性的、笼统散漫的整体动作逐渐分化为局部的、准确的、专门化的动作,学会走路,扩大交往范围,对智力发展具有重要作用。②语言发展:从完全不能说话过渡到能够掌握一些简单的词进行言语交往。③情绪发展:情绪开始分化,有消极与积极之分,如有喜悦、愤怒、厌恶等情绪反应,儿童的依恋期也在这一阶段产生。④随着大脑皮层的发育,条件反射日益增多完善。

2. 乳儿期心理卫生　根据乳儿期心理发展特征,其心理卫生应注意以下几个方面:

(1) 保证乳儿生长发育的营养:营养对乳儿身高、体重、神经系统的发展极为重要,许多研究表明,营养不良是造成弱智的原因之一,因此应充分满足乳儿对营养的需求,尤其要提供足量的蛋白质和核酸,以促进身体及神经系统的健康发育。

(2) 满足乳儿的情感需求:乳儿期已经出现了极为强烈的依恋需要,依恋的缺乏对其以后的成长有不良影响。因此,父母应与他们建立亲密的情感联系,经常给予乳儿身体的接触,以满足其"皮肤饥饿"。

(3) 经常与乳儿进行交谈:儿童言语能力的发展,是成人在与他们不断地言语交流中产生的。父母应耐心地、不断地与乳儿进行言语交流,以促进智慧的发展。

(4) 重视感官功能和动作的训练:实验证明,经常给予乳儿以感官刺激(色彩、光线、音乐等),可明显提高乳儿的感觉动作能力,对促进其生理功能迅速提高和心理活动的健康发展都是非常有益的。

此外,对乳儿还应注意选择合适的断奶时间、方式及季节,养成良好的生活习惯,及时矫正乳儿的不良行为,有利于心身健康和发展。

(二)幼儿期

1. 幼儿期心理发展特征　幼儿是指1~3岁的儿童,其心理发展有如下特征:

(1) 动作发展:幼儿期动作发展非常迅速,他们学会了随意独立行走,扩大了他们的生活范围。因此,他们的行动有了随意性,手的动作也有了相当的发展,如学会了用笔画图画、扣纽扣、拿匙吃饭等。

(2) 口头语言发展:幼儿期是口头言语发展的关键期。在这一时期,幼儿能积极理解语言,能听懂一些简单的故事,自己能说出一些词,随年龄的增长,能说一些简单的句子,掌握了基本句型,语言的概括和调节作用开始发展。随语言的发展,幼儿的自我意识也开始发展。

(3) 情绪发展:幼儿期除了有简单的情绪反应外,开始出现一些比较复杂的情感体验,如喜欢与自己亲近的人进行交往,也有了羞耻感、同情心及嫉妒心等。

2. 幼儿期心理卫生　根据幼儿期心理发展特征,幼儿期心理卫生应注意以下几个方面:

(1) 断奶的心理卫生:断奶对幼儿来说是件大事,常因处理不当而对其幼小的心灵造成

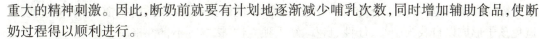

重大的精神刺激。因此,断奶前就要有计划地逐渐减少哺乳次数,同时增加辅助食品,使断奶过程得以顺利进行。

（2）感觉整合训练:脑发育的关键是感觉整合训练,可同时进行五种以上的感觉训练,特别是皮肤、内耳前庭、肌肉、关节感受器的刺激训练。因此,要进行运动训练。运动训练不仅能满足以上刺激,而且也能刺激视、听、嗅、味、内脏感受器的良好发育。运动包括爬行、滑板、秋千、垫上运动、平衡台、球类等。

（3）口头言语训练:幼儿期与语言有关的中枢已发育成熟。因此,应多与幼儿交谈,鼓励幼儿说话,和他们交流时说话要规范化,尽量少使用儿童语言,以免影响幼儿标准化语言的发展,训练幼儿说话时要耐心,而且要讲究方式、方法。

（4）注意幼儿智力的开发:幼儿期的儿童已有了求知欲、探究欲,对任何现象都想知道为什么,喜欢发问,父母切不可责骂、胡编乱造或以深奥的科学知识加以解释,应深入浅出地用幼儿可以理解的言语给予解释。

（5）培养幼儿良好的习惯:①睡眠习惯:睡眠对儿童身心发育极为重要,如睡眠不足会引起烦躁不安、注意力不集中等。②进食习惯:培养幼儿自己进食,以锻炼手的灵活性及学会自己动手处理力所能及的事。③卫生习惯:幼儿期要训练大小便的控制及排泄等卫生习惯,训练时要耐心、和蔼,不要埋怨、斥责。调查研究发现:严厉斥责,甚至打骂训练孩子控制大小便,不但效果不佳,而且还会造成孩子紧张、恐惧或自卑,甚至留下心理创伤,严重者出现病态人格。

（6）及时矫正幼儿期儿童常见的不良行为:幼儿期儿童常见的不良行为有跺脚、吮指、咬指甲、口吃等,应及时对其进行耐心教导、矫正。

三、学龄前期和学龄期儿童心理发展特征及其心理卫生

（一）学龄前期

1. 学龄前期心理发展特征　学龄前期指 3~6 岁的儿童,其心理发展有如下特征:

（1）认知发展:这一阶段感觉迅速发展,3~4 岁已可辨认 5~6 种颜色,思维活动以形象思维为主。

（2）情绪发展:情绪不稳定,以易变性和冲动性为特征,有时候会莫明奇妙地产生恐惧、快乐等多种情绪,甚至无缘无故地发脾气。

（3）自我意识发展:此期儿童有了初步的自我意识,在言语中开始使用"我"这个代名词,意味着初步意识到自我是个独立的个体,进入"第一反抗期"。随年龄增长,内抑制迅速发展,能调节自己行为,但自我控制能力较差。

（4）社会性需要发展:幼儿的社会性需要发展很快,社会情感也因而得到发展,他们有同情心,也有了初步的友谊感、道德感和理智感。

2. 学龄前期心理卫生　根据学龄前期心理发展特征,其心理卫生应注意以下几个方面:

（1）开展丰富多彩的游戏活动,训练幼儿的各种运动技能:如在游戏中对幼儿提出更高的协调使用手脚的要求,训练身体的平衡功能和反应速度。

（2）创造温馨和谐的家庭环境:家庭是儿童的主要生活环境,温暖和谐而又民主的家庭气氛,对培养良好的情感和性格,形成终生道德情操具有十分重要的意义。相反,家庭不和睦,争吵不休,常使孩子无所适从,恐惧不安。离异和单亲家庭对孩子心理的负面影响尤为突出,易形成退缩、自卑、好斗、攻击、违纪等不良行为。

需要强调的是,对孩子应爱护、但不能溺爱,不能以孩子为核心,娇生惯养,事事迁就,以避免孩子形成以自我为中心、任性、自私、缺乏独立性、怯懦等不良性格。

(3)口头语言的进一步训练和书面语言的培养:学龄前期是培养儿童口头言语表达能力、丰富词汇量、发展连贯性言语、完善句子结构的重要阶段。因此,对这一时期的儿童应该经常给他们讲故事,并要求复述。书面语言的训练为有计划地学习一些简单的字及数字。

(4)注意数概念的培养:数的概念是衡量儿童思维发展的标志。学龄前期儿童已经开始有了数的概念,但这种数概念还脱离不了物体,如他们知道 3 个苹果,4 块糖,也知道 3 个苹果吃了 1 个,还剩 2 个。但他们不能理解"3-1"是什么。因此,幼儿最初数的概念培养要与实物相结合。

(5)注意幼儿的社会化训练:学龄前期是个体社会化发展最重要的时期。为了适应自己所赖以生存的社会环境,应该让幼儿与同伴进行各种各样的游戏、交往,学会合作、谦让、为别人着想、讲礼貌等。

(6)正确对待孩子的过失:对幼儿的过失和错误应注意以下两点:①要讲明什么才是对的,错之所在,鼓励孩子心情舒畅地、正确地认识过失,改正错误,不要打骂或压服。②批评教育孩子时,父母口径应一致。

(7)培养良好的习惯:①自己动手做力所能及的事,如自己穿衣服、刷牙等,养成乐于助人的好习惯,以体现自我的价值。②学会独立处理一些简单的人际关系。在客人面前应顺其自然地让孩子自己回答问题,如果孩子出现一些失误,也应以适当方式加以指点。父母不要代替孩子回答客人对孩子提出的问题。除此之外,应及时矫正幼儿期常见的不良行为,如遗尿、咬指甲、扮怪相、多动症、口吃和厌食等。

(二)学龄期

1. 学龄期心理发展特征　学龄期是指 6~12 岁的儿童。此期儿童开始接受正规教育,开始承担一定的社会义务,他们的社会地位、交往范围、生活环境都发生巨大的变化,促使儿童的心理产生质的飞跃。

学龄期心理发展具有如下特征:

(1)各种感觉的感受性不断提高,知觉的分析与综合水平也开始发展。

(2)有意注意迅速发展,并能自觉集中注意力,注意稳定性逐渐增强,注意的范围逐渐扩大;注意的转移逐渐灵活协调。

(3)记忆能力从机械记忆逐渐向理解记忆发展。

(4)思维形式由具体形象思维向抽象思维过渡;想象力丰富,富有幻想。

(5)儿童言语发展迅速,在这一时期应进行大量的正规训练,这些训练不仅促使口头语言的继续发展,而且能够促进儿童思维的发展。

(6)情感的表现仍比较外露、易激动,但已开始学着控制自己的情绪。

(7)性格逐步形成。

2. 学龄期心理卫生　根据学龄期心理发展特征,其心理卫生应注意以下几个方面:

考点提示

学龄期心理卫生

(1)创造愉悦的学习环境:学龄期开始接受学校教育,因此,学校及家庭应共同设置一个宽松的环境,让儿童自由的、全面的发展。教育要因材施教,寓教于乐。

(2)培养儿童良好的习惯:①培养良好的学习习惯及集体意识。②培养做任何事情有

第三章 >>> 心 理 卫 生

始有终,持之以恒的良好习惯。③学会替别人着想,不打扰别人。④培养儿童对家庭的责任心。

(3)及时纠正学龄期常见的不良行为:①逃学:儿童在学校如学习成绩不好,受老师批评,同伴排斥,便会引起学习积极性下降,甚至产生厌学、逃学。面对这种情况要了解原因,进行针对性纠正。②说谎:儿童的兴趣极为广泛,但自制力较差,常会因此而犯错。犯错后又怕家长及教师批评,所以采用说谎来"补救"错误。发现儿童的说谎行为,既不能过分严厉地责备,又不能置之不理,应让其知"错"、知为"错"而说谎更错的道理,自我反省。③偷窃:有些是因为对物质的羡慕和贪小便宜,有些则是精力得不到正当发泄而寻找刺激。对个别行窃的儿童要说服教育,切忌当众令其出丑,引起同学的嘲笑,伤害自尊心。

四、青春期心理特征及其心理卫生

(一)青春期心理发展特征

青春期是指 12～18 岁这一年龄阶段的个体。可分为少年期(12～14 岁)、青年初期(15～18 岁),青春期是个体从儿童过渡到成年,逐步达到生理上和心理上成熟的阶段,其心理发展有如下特征:

1. 大脑神经系统发育快 大脑神经系统迅速发育、脑功能基本健全,但还不能从事长时间的脑力劳动,容易出现脑疲劳。

2. 性意识萌芽 随着性生理的发育及心理的发展,青少年性意识开始萌芽,并逐渐出现了性意识、性欲望及性冲动。

3. 身心发育的不平衡 生理发育的迅速及心理发展的滞后,使得青少年生理成熟早于心理成熟,因而常显得身心发育的不平衡。

4. 自我意识发生冲突 此期自我意识的迅速发展,有强烈的独立意识,进入"第二反抗期"。强烈要求对自己的各种需求和行为进行独立的选择和思考,又因阅历不深,知识与经验不足,生活中又常常会碰壁,形成困难和矛盾,原为一体的自我分化为现实的我与理想的我,观察的我与被观察的我,因此出现了自我意识上的矛盾、冲突。

5. 兴趣广泛,社交范围扩大 他们广交朋友,但由于鉴别能力尚缺乏,所以易受社会不良风气的影响而染上不良习俗。

6. 独特的个性 逐渐形成了独特的个性及行为方式。

7. 情绪易失衡 青少年情绪发展强烈,情感丰富。他们有了理智感、道德感和美感。但情绪发展还欠成熟,不稳定,自我控制能力差,波动起伏较大,遇到满意的事可以兴奋得手舞足蹈,稍遇挫折不快,则又可垂头丧气。容易冲动失衡,容易受到伤害。

当个体遇到挫折和伤害时,由于其情绪、意志等心理发育的不成熟,自我调节能力较差,极易引起导致以情绪障碍为主的精神类疾病的发生。

8. 个体认知能力发生质的变化 青少年的认知已从具体运算阶段发展到了形式运算阶段。他们已能从观察中引出假设,能想象真实的以及假设的事件并演绎或归纳出关于他周围世界的原则。这种认知能力的发展可抵御一些青少年的冲突与焦虑。

因此,当个体遇到挫折和伤害时,因其情绪、意志等心理发育的不成熟,自我调节能力较差,极易引起引发精神类疾病。

(二)青春期心理卫生

根据青春期心理发展特征,其心理卫生应注意以下几个方面:

1. 促进自我意识的健全发展 青春期是心理上的"断乳期",自我意识的冲突,"理想我"与"现实我"有较大距离,往往会过高估计自己的能力。处理不当会迷失自我,甚至发展为自我拒绝。因此开展青春期自我意识教育,要让其能够正确认识自身的发展变化规律。在尊重他们选择的基础上,进行正确的引导和教育。

考点提示

青春期心理发展特征及其心理卫生

2. 科学地认识和对待性意识 青少年在第二性征发育和性激素的刺激下,性意识变得强烈,出现性爱、性冲动和性行为的欲望,并由此出现追求异性的欲望。如何对待和处理性的生物性与社会性的矛盾,以及学习与异性相处,对青少年的心理、情绪及行为的影响颇大。应积极开展性健康教育和性伦理道德教育,培养自尊心和意志力,预防性疾病的传播。

3. 激发学习动机、培养学习兴趣 青春期是学习的重要时期,学习问题也是青少年的主要压力之一,各种心理问题均可干扰学习活动而影响学习质量,反过来学习障碍又可困扰人的精神生活,两者互为因果形成恶性循环。学习障碍的心理因素主要是学习兴趣不足、成就欲望缺乏、抱负水平不高、情绪波动、同学关系紧张、受教师歧视以及学习能力低下等。要有针对性地指导青少年正确认识并正确对待这些问题,教给他们合理用脑和科学的学习方法,确定合适的奋斗目标,激发学习动机,培养学习兴趣,发挥学习的潜能,形成良好的学习氛围,要学会科学用脑,做到劳逸结合。

4. 妥善处理好人际关系 建立一种互相尊重、互相帮助、同心同德、同舟共济的人际关系,就会使青少年常常处在积极的情感体验之中。应鼓励他们与品德好、热爱学习和工作的人交朋友,多参加有益的集体活动。妥善处理好与父母、兄妹、朋友、师生、领导、同事以及异性之间的关系,这样可使精神振奋、心情舒畅,促进身心健康。

5. 正确评价自己 引导青少年科学客观地评价自己,人生目标确立要切合实际,不好高骛远,做到胜不骄,败不馁,不断从成功中积累经验,从失败中吸取教训。

五、青年中期和青年后期心理特征及其心理卫生

(一)青年中期和青年后期心理发展特征

青年中期(18~28岁)和青年后期(28~35岁)是人生的成熟期,各系统生理功能日渐成熟;心理活动在其社会化过程中也不断完善、更加成熟。恋爱、婚姻和社会能力的锻炼是这一时期的重要任务。

(二)青年中期和青年后期心理卫生

1. 树立正确的择偶观、正确对待爱情中的挫折 正确处理与异性的关系,对性冲动、性意识有科学的认识和端正的态度;端正恋爱、婚姻观,学习解决婚姻、家庭问题的技巧,正确对待恋爱、婚姻中的挫折。

2. 增强择业意识的自主性,促进职业生涯的顺利发展 要做好充分的自我分析和内外环境分析,选择适合自己的职业,设定人生目标,制订人生计划,坚持不断学习,为自己的职业发展奠定良好的基础。

3. 提高人际交往能力,积极适应社会变化 这个阶段,青年人面临的人际关系越来越复杂,要学习人际交往的技巧,努力提高人际交往的能力,更快地适应社会变化。

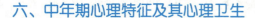

六、中年期心理特征及其心理卫生

（一）中年期心理特征

中年期一般指35～60岁这一年龄阶段。中年期是个体心理能力最成熟的时期,心理状态相对稳定平衡,与此同时,体力、精力开始逐渐衰退,其心理发展有如下特点:

1. 能力发展到最佳状态 智力发展达到最佳状态,情绪、情感成熟而稳定,能够客观地观察事物,能进行积极的逻辑思维,善于综合分析和做出理智的判断,有强烈的责任感,遇事沉着、冷静。中年人的知识在积累和实践中增长,经验日益丰富,各种能力都达到了一生最高水平,个性成熟、稳定,是最容易出成果和获得事业上成功的人生阶段。

2. 生理功能逐渐衰退 进入中年期以后,个体的生理功能从极盛开始逐渐衰退。反应速度与记忆能力逐渐下降,机体的修复功能也在逐渐下降。

3. 社会、家庭、事业负担最重 中年人是社会和家庭的中坚力量,家庭与事业负担最重,易产生双趋冲突,社会、心理压力最大。

因此,客观环境变化造成的心理压力极易影响甚至损伤中年人的心身健康,罹患心身疾病的可能性日益增加。

（二）中年期心理卫生

根据中年期心理发展特征,其心理卫生应注意以下几个方面:

1. 面对现实,量力而行 对自己的体力和能力要有正确的认识和估计,不要超负荷地工作,要量力而行,尽力而为。要善于用脑与科学用脑,用正确的思维方法来指导和协调生活和工作中的各种矛盾,要面对现实,正确评价自己,善于自我控制、自我调节、自我教育,以保持良好的心境与稳定的情绪。

2. 积极协调,适应环境 面对中年期出现的各种矛盾和变化,要不退缩、不回避,主动协调夫妻、婆媳、翁婿、兄弟、姐妹及与子女的关系,创造一个良好的家庭生活环境;协调好领导、同事、同学、朋友等的社会关系,创造有利于学习、工作社会环境。修身养性,适应变化,建立平衡的生活,顺利度过"中年危机"。

3. 发展自我,实现自我 中年阶段生理、心理走向完全成熟。能力最强、经验最丰富,是人生出成果的黄金阶段,要努力从更广泛的领域创造自身的价值,实现自我价值。

七、老年期心理特征及其心理卫生

（一）老年期心理特征

一般将60岁以后的年龄阶段称为老年期。其心理特征为:

1. 心理、生理功能衰老速度加快 生理上身体各系统、各器官都会发生不同程度的退行性改变,各脏器功能明显减退。心理上感知、记忆力、智能与学习能力均下降,尤其是判断力和注意力的减弱,使人对微妙的差异变得迟钝;情绪变化表现为容易产生消极的情绪情感;人格也出现相应的变化。

2. 空巢、失落感强烈 由于其退休离开工作岗位,老年人的社会职能减弱,生活范围缩小,易使老年人产生空巢感、失落感;若遇家庭变故更易使老年人产生孤僻、自卑、固执、多疑等心理问题,如不及时调整,将影响老年人的身心健康。

（二）老年期心理卫生

根据老年期心理发展特征,其心理卫生应注意以下几个方面:

1. **正视现实,发挥余热** 机体衰老是自然规律,社会角色的改变是必然结果,老年人要正视这一现实,重新调整自我,重树生活目标,发挥余热,积极参加力所能及的社会活动,把离退休后造成的失落感、孤独感、社会抛弃感降到最低程度。有病及早诊断,及时治疗,定期体检。

2. **合理用脑,积极活动** 适当的脑力劳动和体育活动,可延缓脑功能和躯体功能的衰退。懒动脑筋,被动接受知识,不活动只能加快衰退进程。应多与社会接触,积极参加力所能及的趣味活动,生活要有规律,饮食起居要适当,参加有意义的活动和坚持体育锻炼,力求身心健康。

3. **重建人际关系** 离退休后,人际交往的对象会发生明显变化,应在晚年生活中结交新朋友,友爱互助,妥善处理家庭关系,父慈子孝,和睦相处,使老人尽享天伦之乐,有利于老年人健康长寿。

4. **保持愉快的心境** 老年人要善于控制情绪,尽量减少消极悲观情绪。保持乐观的心情,遇难事不急躁,遇急事不惊恐,遇悲事不过分伤心,遇喜事不过于兴奋,凡事不过分计较,让自己在轻松、愉快、和谐的氛围中生活和工作。

5. **发挥社会支持系统的作用** 政府、单位、邻里、家庭、亲友都应对老人多加关心和支持,形成尊老、敬老、爱老、养老的社会氛围,提供各种方便满足老年人的社会需求,以保证老年人安度晚年。

 本章小结

心理健康指个体以积极有效的心理活动、平稳正常的心理状态,适应当前和发展着的内外环境。心理健康的标准大都是从个体的认知、情绪、意志、人格、行为、人际关系的表现和特点来确定的,包括智力正常、人际和谐、情绪良好、人格完整、适应环境。

人类心理的发展经历不同阶段,每一阶段在身心发展上各自有代表性的特征。应根据不同的年龄特征采取有效的心理卫生措施,达到心理健康。

(江群 顾鹏)

 目标测试

选择题

1. 心理健康的最终目标是

    A. 认知功能正常   B. 情绪调控适度   C. 人格完整稳定

    D. 社会适应良好   E. 人际关系和谐

2. "笑一笑,十年少;愁一愁,白了头"是说明健康与下列哪项的关系

    A. 认知   B. 情绪   C. 意志

    D. 行为   E. 个性

3. 按现代年龄分段 35 ~ 60 岁的人是

    A. 老年期   B. 中年期   C. 青年期

    D. 壮年期   E. 更年期

4. 个体自我意识发展的开始时间是

A. 胎儿期 　　　　　　B. 婴儿期 　　　　　　C. 幼儿期

D. 学龄期 　　　　　　E. 青春期

5. 心理健康的培养,应从何时开始

A. 胎儿期 　　　　　　B. 婴儿期 　　　　　　C. 幼儿期

D. 学龄期 　　　　　　E. 青春期

6. 中年期由于心身发育逐渐衰退和社会、工作压力重的矛盾易发生下列哪种疾病

A. 躯体性疾病 　　　　B. 心身疾病 　　　　　C. 神经症及精神病

D. 以上都是 　　　　　E. 以上都不是

7. 幼儿期的年龄阶段是指

A. 出生到1个月 　　　B. 0~1岁 　　　　　　C. 1~3岁

D. 4~7岁 　　　　　　E. 0~6岁

8. 老年人的感知觉开始出现退化,其中最早开始衰退的是

A. 视觉 　　　　　　　B. 听觉 　　　　　　　C. 味觉

D. 嗅觉 　　　　　　　E. 触觉

9. 智力发展的关键期在

A. 3岁前 　　　　　　 B. 4岁前 　　　　　　 C. 5岁前

D. 6岁前 　　　　　　 E. 7岁前

第四章　心理应激和心身疾病

学习目标

1. 掌握:心理应激的概念;心理因素与心身疾病的发生;常见的心身疾病。
2. 熟悉:应激源的概念与分类;心理应激与健康的关系;心身疾病的概念及其诊断标准。
3. 了解:应对心理应激的方法。

在生活中,人们会遇到各种各样的事件,产生不同的反应,进而影响人们的健康状况。心理应激作为一种系统理论,有助于认识心理社会因素在疾病发生发展过程中的作用规律,对维护健康、预防心身疾病具有重要的理论与实践意义。

第一节　心 理 应 激

> 2014 年 3 月 8 日凌晨,马航 MH370 航班失联消息突如其来,乘客的家人们被不安、恐惧、无助、焦躁等情绪困扰,寝食难安。等待航班消息的日子里,家属身体和心理健康状况监测结果显示,呼吸道感染、高血压、心脑血管疾病等应激反应性疾病呈明显上升趋势。20% ~30%的失联家属表现为自责,独自沉溺在痛苦中,不愿被人打扰;30% ~40%表现为愤怒,把飞机失联事件归于外界,抱怨航空公司信息不及时等;约 10% ~20%表现易激惹,情绪非常激动不安,发脾气、大喊大叫。3 月 24 日晚,马来西亚总理宣布,确认马航 MH370 客机在南印度洋坠毁,机上无人生还。闻此,乘客家属悲痛欲绝,有数名女家属晕倒。
>
> 请问:1. 这些家属亲友处于什么状态?
> 　　　2. 诱发因素是什么?
> 　　　3. 我们能给予哪些帮助?

随着社会经济的发展和人们生活方式的改变,疾病谱已发生很大转变,生活压力、不良情绪和不健康的生活方式等心理社会因素引发的疾病已成为当今危害人们生命健康的主要疾病。在心理社会因素与疾病的关系中,应激作为一个重要环节,逐渐受到社会各界的关注。

一、心理应激的概念

心理应激又简称为应激,应激一词在物理学上译为压力、应力。是指个体觉察外界环境变化,对个体造成威胁和挑战时所做出的适应和应对的过程。即在应激源的作用下,通过认知、应对、社会支持和人格特征等中间因素的影响和中介,最终以心理生理反应表现出来的作用"过程"。人的一生,为了生存和发展,总是会遇到各种心理冲突、挫折、烦恼等心理压力或心理困惑,这时就会体验到紧张、焦虑等情绪反应,还会有躯体及行为方面的反应,这就是应激。如果这种情况得以及时调整,应激会很快消除。但如果这种压力与困惑强烈、持久且机体难以应付,就可能会给机体带来不同程度的伤害。

心理应激是个体对环境威胁和挑战的一种适应过程;应激的原因是生活事件,应激的结果是适应的和不适应的心身反应,从刺激到反应的过程受个体的认知等多种内外因素的制约。

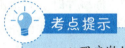

考点提示

心理应激的概念

二、应激源的概念及分类

心理应激总是受环境或自身的刺激而引起的,凡是能引起心理应激的刺激物就称之为应激源。应激源的种类繁多,常见的分类如下:

（一）按应激源性质分类

1. 躯体性应激源　指直接对人体产生刺激作用的刺激物,包括理化因素、生物学因素和疾病因素。例如高温、低温、湿度、噪声、振动、毒物、感染、外伤、睡眠障碍、性功能障碍等疾病或健康问题。其作用的特点是:一般先引起生理反应,随着人们对生理反应的认知评价和归因,导致应激状态和心理反应。

2. 心理性应激源　指来自于人们头脑中的紧张性信息,主要指冲突、挫折、人际关系失调和各种原因导致的压力和紧张等。不符合客观现实和规律的认知评价是心理应激产生的主要因素。

3. 社会性应激源　指能导致个人生活风格变化,并要求人们对其做出调整或适应的事件。社会性应激源包括应激性生活事件和日常生活困扰。应激性生活事件指生活中重大的变故,如战争、动乱、天灾人祸、政治、经济制度变革。日常生活困扰指轻微而频繁的困扰或微应激源,如大城市的人们每天挤车上下班、病房里的病人无端抱怨、妈妈操心孩子学习、医院同事之间矛盾冲突等。

考点提示

应激源的分类

4. 文化性应激源　指因语言、风俗习惯、生活方式、宗教信仰等改变而造成的刺激或情境。如迁居异国他乡、个体进入一个与原来文化背景不同的环境。在这种情况下,个体将面临一种生疏的生活方式、习惯与风俗,从而不得不改变自己原来的生活方式与习惯,以顺应新的情况。

（二）按事件对个体的影响分类

按生活事件对当事人的影响性质,可分为正性和负性生活事件,是以当事人的体验作为判断依据。

1. 正性生活事件　是指个人认为对自己具有积极作用的事件。日常中有很多事件具有明显的积极意义,如晋升、提级、立功、受奖等。但也有在一般人看来是喜庆的事情,而在某些人身上产生消极的体验,成为负性事件,例如结婚对于某些当事人会引起心理障碍,成为负性事件。

2. 负性生活事件 指个人认为对自己产生消极作用的不愉快事件。这些事件都具有明显的厌恶性质或带来痛苦悲哀心境,如亲人死亡、患急重病等。研究表明,负性生活事件对心身健康的影响高于正性生活事件。因为负性生活事件对人具有威胁性,会造成明显较持久的消极情绪体验,从而导致机体出现病感或疾病。

美国学者霍尔姆斯等根据大量社会调查及病历资料分析,把在现代社会中个体可能遭受到的,需要付出努力来应对的各类事件归纳出 43 项,编制了社会再适应评定量表(SRRS)(表 4-1)。量表用生活变化单位(LCU)进行计量评定,用于检测事件对个体的心理刺激强度,表示个体适应不同事件时所需付出的努力大小,并按影响人们情绪的轻重程度划分等级,不同事件的 LCU 量值依次递减。如丧偶事件的心理刺激强度最高,为 100LCU;轻度违纪 11LCU 为最低分值。应用该量表可以评测不同个体在一段时间内所经历的生活事件,并以生活事件 LCU 来计量,累计 LCU 总量。霍尔姆斯研究发现,LCU 与健康关系甚为密切,与疾病发生明显相关。若一年内累积的生活事件小于 150LCU,来年基本健康;一年累积超 300LCU,来年有 75% 可能罹患疾病;若得分在 150~300LCU 之间,来年有 50% 可能罹患疾

表 4-1 社会再适应量表

变化事件	LCU	变化事件	LCU
1. 配偶死亡	100	23. 子女离家	29
2. 离婚	73	24. 姻亲纠纷	29
3. 夫妇分居	65	25. 个人取得显著成就	28
4. 坐牢	63	26. 配偶参加或停止工作	26
5. 亲密家庭成员丧亡	63	27. 入学或毕业	26
6. 个人受伤或患病	53	28. 生活条件变化	25
7. 结婚	50	29. 个人习惯的改变(衣着、习俗、交际等)	24
8. 被解雇	47	30. 与上级矛盾	23
9. 复婚	45	31. 工作时间或条件变化	20
10. 退休	45	32. 迁居	20
11. 家庭成员健康变化	44	33. 转学	20
12. 妊娠	40	34. 消遣娱乐的变化	19
13. 性功能障碍	39	35. 宗教活动的变化(远多于或少于正常)	19
14. 增加新的家庭成员(出生、过继老人迁入)	39	36. 社会活动的变化	18
15. 业务上的再调整	39	37. 少量负债	17
16. 经济状态的变化	38	38. 睡眠习惯变异	16
17. 好友丧亡	37	39. 生活在一起的家庭人数变化	15
18. 改行	36	40. 饮食习惯变异	15
19. 夫妻多次吵架	35	41. 休假	13
20. 中等负债	31	42. 圣诞节	12
21. 取消赎回抵押品	30	43. 微小的违法行为(如违章穿马路)	11
22. 所担负工作责任方面的变化	29		

病。但是,各种生活事件对不同的个体由于认识水平的差异所形成的心理应激强度不同,对健康带来的影响也就不同。同一生活事件有的人可造成严重的心身紧张状态,而对另一些人可能并无明显反应。因此,这一量表还需要进一步完善。尽管如此,该量表还是为医学心理学、精神病学、心理卫生及心身医学的流行病学及病因学等方面的研究提供了一个可观的评价工具和重要的研究手段。

三、心理应激与健康

心理应激与人的健康有密切的联系,它对健康的影响具有双重性。一方面,适度的应激可以激发机体对应激的适应能力,起到增强防御和减少疾病以促进健康的作用;另一方面,应激可以破坏机体的心理和生理平衡,导致或加重疾病,损害健康。

(一)心理应激对健康的积极影响

适度的应激对人的健康和功能活动有促进作用,使人产生良好的适应结果,这类应激称为"良性应激"。其对健康的积极影响表现在以下三个方面。

1. 适度的应激是人成长与发展的必要条件 个体的成长发育主要取决于遗传与环境两个主要方面。心理应激可以被看做是一种环境因素。研究表明,幼年时期的适度心理应激可促使其心理发育,提高个体在后来生活中的应对和适应能力。适度的心理应激能帮助个体更好地耐受各种紧张性刺激和致病因子的侵袭,如家境贫寒、历经坎坷,能锤炼出坚强的意志与毅力,成年后则独立性强,面对各种艰难困苦能应对自如,大大增强社会适应能力。被父母过度保护的孩子,适应环境的能力较差,在走向社会的过程中,往往容易发生环境适应障碍和人际关系问题。

2. 适度的心理应激是维持个体正常功能的必要条件 人离不开刺激,适当的应激刺激有助于维持人的心理、生理和社会功能。适度紧张的学习和工作使人变得聪明、机灵和熟练,大大地增强了个体的生存、适应能力。缺乏刺激的单调工作,一旦超过一定时间限度,就很容易进入疲劳状态,可出现注意力不集中,情绪不稳定,从而导致工作效率下降,甚至会出现幻觉、错觉和智力功能障碍,导致事故增加。一旦增加工作和环境的刺激性和挑战性,就可以改善工作人员的心身功能,提高工作效率。

3. 适当应激有利于机体动员自身潜能 应激使个体处在一定张力准备状态,有利于机体在遇到突发的事件时能迅速动员自身潜能。适当的应激状态,好比运动员在比赛之前的适度兴奋状态,能够调动身体各方面的能量,使得个体潜能得到更大的发挥。应激反应在短时间内所引起的机体变化,对我们是有利的,它能为人们应对危机提供更多的资源,更强的力量,让你可以集中注意力解决困难,变得更敏捷和反应更快。在遇到一些灾难等负性生活事件的时候,个体在早期往往出现噩梦、入睡困难、容易惊醒等睡眠障碍,这些反应也是有适应性功能的,是身体预警的本能,逼迫你思考发生了什么,并从灾难中学习。

(二)心理应激对健康的消极影响

长期的、超出人的适应能力的心理应激则会损害人的健康,对人体健康起消极作用。其作用主要表现在以下几个方面:

1. 心理应激引起不适的心理与生理反应 心理应激所产生的生理心理反应有着较大的个体差异,强烈的心理刺激作用于体弱或应激能力差的人,便可能成为人身体不适、虚弱和精神痛苦的根源及就医寻求帮助的原因,可能出现以下临床表现:

(1)急性心理应激综合征:处于急性心理应激状态的人,常常有较强烈的心理与生理反应,由此形成三种常见的临床综合征,即急性焦虑反应(烦躁、过敏、震颤、厌食、腹部不适等)、血管迷走反应(虚弱、头晕、出汗等)、过度换气综合征(呼吸困难、窒息感、心悸等)。这些临床综合征与一些器质性疾病很类似,如甲状腺功能亢进、低血糖、冠状动脉粥样硬化性心脏病等,在临床诊断时应注意加以鉴别。

(2)慢性心理应激综合征:长期的、低强度的心理应激常使个体出现头晕、疲惫、乏力、心悸、胸闷伴心率加快,血压升高等症状和体征,还可以出现各种神经症表现,情感性精神障碍和精神分裂样表现,并常常被医生忽略而久治不愈。处于慢性应激的典型综合征是"神经血管性虚弱",患者感到易疲劳、胸痛、心悸甚至呼吸困难等。

2. 加重已有的精神和躯体疾病 大量研究表明,已患有各种疾病的个体,抵抗应激的心理、生理功能较低,可以加重一个人已有的疾病或造成复发。佩克尔的研究发现,门诊神经症患者的心理应激程度与疾病的严重程度成正相关。躯体疾病的例子则更为常见,如高血压患者在工作压力增大时病情加重;冠心病患者在争执或激烈辩论时应激发生心肌梗死;病情已得到控制的哮喘患儿,在母亲离开后哮喘继续发作等。

3. 导致机体抗病能力下降 人是心身的统一体,身可以影响心,心也可影响身。在长期的压力面前,心理免疫系统的有效性就要大打折扣。严重的心理应激引起个体过度的心理和生理反应,造成内环境的紊乱,各器官、系统的协调失常,稳态破坏,从而使

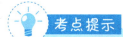

考点提示

心理应激对健康的影响

机体的抗病能力下降,机体处于对疾病的易感状态。体内那些比较脆弱的器官和系统便极易首先受累而发病。临床上的应激性胃溃疡就是典型的例子。

四、应对心理应激的方法

(一)消除和回避应激源

事先尽可能多地获得有关应激源的信息,制订切实可行的行动计划,正视问题,如改善人际关系、消除噪声、努力学习和工作等,从根本上消除应激源。但有些应激源是不可避免的,有些生活当中的紧张事件、一些不良的刺激,不是因为我们的主观努力就能改变的,因此,我们的主要任务不是去改变那些让我们感觉到不满和愤怒的事件,而是尽可能地避免受到这样一些事件的刺激,使得我们机体避开应激状态,以减少心理应激反应的发生。如常说的"眼不见心不烦"。

(二)主动参加社会锻炼,不断提高自己对应激的反应能力

同一应激事件,不同的人反应不同,其区别之一就是个人素质与经验。而素质与经验通过锻炼是可以加强的。"适度的"应激刺激对提高个体面对应激刺激的适应能力是有帮助的,既然应激刺激是不可避免的,这种"预防接种效应"显然是有益的。个体通过应对过去人生经历中遇到的种种挑战和刺激,从而具有应对更大的应激刺激的能力。久经锻炼的人临危不惧,常能急中生智。相反,那些生活经历非常平稳、常规、可预测(相对无生活事件、无应激刺激)的个体,常常娇生惯养,自我为中心,遇事则急中丧智,惊慌失措,呆若木鸡。

(三)调整个体的抱负水平

抱负水平是人在从事某种实际活动之前,对自己所要达到的目标规定的标准。规定的标准高,则抱负水平高,规定的标准低,则抱负水平低。这个自定的标准,仅仅是个人对自己

所达到的成就的一种愿望,与从事该活动后的实际成就不一定是符合的。

抱负水平决定其行为达到什么程度。假如一个人的抱负水平很低,固然容易达到目标,但是那种成就不能给人带来真正的满足,对于增强自信心,提高自尊心几乎没有作用。而且个体身心潜能没有得以充分发挥,因此会产生空虚、不满足,甚至感到挫败;反之,如果抱负水平过高,超过了自身的能力,个体虽然会全力以赴,但是仍然力不从心,达不到希望的目标,就会产生失败感,挫败自信心和自尊心,引发挫折。所以,确定适度的抱负水平,是避免挫折和失败、避免强烈的心理应激反应、获得成功与自信,使自己得以顺利发展的重要前提。

(四)建立良好社会支持系统

个体要更好地学习、生活和工作,必须建立良好的社会支持系统。任何人都不可能完全脱离社会支持系统而独自应对生活中的压力。社会支持系统指个体在其社会关系网络中所能获得的物质和精神上的帮助和支持,完备的支持系统包括亲人、朋友、同学、同事、邻里、上下级、合作伙伴等。每种支持角色都承担着不同功能,如亲人更多地给予物质和精神上的关爱、朋友更多承担着情感支持、而同事及合作伙伴则提供业务上的帮助。一个人在遇到负性生活事件的打击时,有强有力的社会支持系统,能帮助个体应对生活中的应激事件,有效降低或消除压力给人带来的不良影响。因此,维持并建立良好的社会支持系统,是保持心理健康、提高抗压能力的关键。

(五)适度放慢生活节奏

现代社会中,环境与工作常常导致个体感到过于紧张、繁忙、负担过重。个体要学着有意识、有计划地自我调节,放慢生活节奏,用各种方法进行自我减压,做到有张有弛,劳逸结合。这样不但能缓冲应激处境,还能提高工作效率,如积极改善自己的生活环境,和朋友周末出去散心,多留点空余时间培养自己的兴趣等。

(六)适当进行运动锻炼

由于机体的紧张状态已经让人做好了行动的准备,生理上会随之产生一些异常反应,而这些生理状况都可以经由运动来改变,当"生理已不属于紧张状态"的讯息传回大脑之后,我们的应激状态自然随之消失。游泳、跳舞、跳绳、打球或其他各种体育运动,或外出散步,这些活动都是释放压力的有效途径。一定范围内活动强度稍剧烈些,更有利于紧张的充分释放,以维持心身平衡,保证健康。一个身体健康、强壮的人,其应激能力比一个疾病缠身、身体虚弱的人要高。而且应激事件对体弱多病者又会加重身体虚弱或病情,甚至发生意外。国外有人研究发现,体弱多病者与身体健康者在丧偶后一年内,前者比后者发病率高78%,死亡率高三倍多。因此,提倡适宜的体育锻炼。

第二节 心 身 疾 病

一、心身疾病的概念

每一个人自从降临这个世界,就开始不断地应对来自自身内部世界和外部环境的各种挑战。当某些或某种严重刺激远远超出人们的应对或承受能力时,就会引发心身疾病或心理障碍。

(一)心身疾病的定义

心身疾病又称心身障碍或心理生理疾病,是指心理社会因素在疾病发生、发展过程中起重要作用的躯体器质性疾病和功能性障碍。关于心身疾病的定义有广义和狭义两种。广义的心身疾病是一类由心理社会因素在疾病的发生和发展过程中起重要作用的躯体器质性疾病和躯体功能性障碍。通常将这种心理社会因素在发病、发展和转归过程中

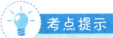
考点提示
心身疾病的概念

起重要作用的躯体功能障碍称为心身障碍，如偏头痛、神经性呕吐等。狭义的心身疾病则是指心理社会因素在疾病的发生和发展过程中起重要作用的躯体器质性疾病，如原发性高血压、消化性溃疡等。

许多年来，在人们的心目中，疾病有两大类，一类是躯体疾病，另一类是精神疾病。随着心身关系的深入研究和不断实践，已经确认心理社会因素在有些躯体疾病的发生中起了重要作用。美国心身医学研究所于1980年将这类躯体疾病正式命名为心身疾病。从此，心身疾病并列于躯体疾病和精神疾病成为第三类疾病。

（二）心身疾病的分类

心身疾病不是一组独立的疾病单元，它包含在有关躯体疾病或其他疾病分类体系之中。随着对心身疾病的研究，人们发现心身疾病分布于各个系统，种类甚多，而且主要是受自主神经支配的系统与器官。正常人群中心身疾病患病率为10%~60%。心身疾病患者数占综合性医院初诊患者中的1/3左右。

1. 内科心身疾病　原发性高血压、冠心病、阵发性心动过速、心动过缓、雷诺病、神经性循环衰弱症、胃溃疡、十二指肠溃疡、神经性呕吐、溃疡性结肠炎、过敏性结肠炎、贲门痉挛、习惯性便秘、支气管哮喘、过度换气综合征、心源性呼吸困难、神经性咳嗽、肌紧

考点提示
常见心身疾病的类型和名称

张性头痛、甲状腺功能亢进、艾迪森病、甲状旁腺功能亢进、甲状旁腺功能低下、糖尿病等。

2. 外科心身疾病　全身性肌肉痛、书写痉挛、类风湿性关节炎等。

3. 妇科心身疾病　痛经、经前期紧张症、功能性子宫出血、功能性不孕症、性欲减退、更年期综合征、心因性闭经等。

4. 儿科心身疾病　站立性调节障碍、异食症、夜间遗尿症、日间尿频等。

5. 眼科心身疾病　原发性青光眼、中心视网膜炎、眼肌疲劳、眼肌痉挛等。

6. 口腔科心身疾病　复发性慢性口腔溃疡、口臭、唾液分泌异常、特发性舌痛症、咀嚼肌痉挛等。

7. 耳鼻喉科心身疾病　梅尼埃病、咽喉部异物感、耳鸣、晕车、口吃等。

8. 皮肤科心身疾病　神经性皮炎、皮肤瘙痒症、圆形脱发、多汗症、皮癣、白癜风等。

9. 其他心身疾病　恶性肿瘤、肥胖症等。

二、心身疾病的诊断标准

按生物-心理-社会医学模式，人类的任何疾病都受到生物因素和心理社会因素的影响。心身疾病的诊断和预防原则，都应该兼顾个体的心理、生理和社会三方面。目前，学术界对心身疾病的诊断已达成共识：认为临床上应从躯体、心理及相关社会因素进行多方面、多层次、多维度分析，以进行生物躯体的"器质性疾病"与社会心理的"适应不良"的双向诊断，值得注意的是，这些社会心理因素直接影响躯体疾病的病程、治疗疗效、病情演变及转归。

1. 心身疾病的诊断要点

（1）疾病的发生与心理社会因素，并与躯体症状的重缓呈正相关。

（2）躯体症状有明确的器质性病理改变，或存在一定的躯体化障碍。

（3）排除神经症性障碍或精神病，特别是癔症、疑病症、焦虑症等。

2. 心身疾病的诊断程序 心身疾病的躯体诊断与医学诊断相同，下面只介绍心理诊断所涉及的内容：

（1）病史采集：①搜集一般资料，如人口学资料、生活状况、婚姻家庭、工作记录、社会交往、娱乐活动、病史资料及个体的认知评价、个性特点等；②个人成长史资料，如婴幼儿期、童年期、青少年期的个体心理发展状况和个人成长中的重大转化及现在对它的看法；③患者目前精神、身体和社会工作与社会交往状态。

（2）体格检查：心身疾病的体检和临床体检相同，但需要特别注意可通过现代技术手段进行脑影像学检查，对脑组织的功能水平进行定性甚至定量分析。体检时可以注意观察患者的心理行为反应方式和情绪状态。

在诊断中临床医师必须注意，不能借助于检查尤其是一些先进的技术检查手段试图改善患者的焦虑、抑郁情绪，更不能依赖反复检查和化验向患者证明疾病的性质和严重程度，这样反而会引起患者的疑虑。医师必须根据躯体和心理两个方面的具体情况，做出心身相关的全面诊断。

（3）心理评估：对初步怀疑为心身疾病者，应结合病史材料，在行为观察和晤谈基础上进一步做心理测验或必要的心理生物学检查，对患者的认知评价、个性特征、心理应激源、应对方式、社会支持等做出全面的评估，确定心理社会因素的性质、内容，以明确心理社会因素在疾病发生、发展中所起的作用。

（4）分析诊断：根据以上程序中收集的材料，结合心身疾病基本理论，对是否是心身疾病，是何种心身疾病，有哪些心理社会因素，它们心身疾病中的作用大小及可能的作用机制等问题进行多层次、多维度分析，作出临床诊断。

三、心理因素与心身疾病的发生

（一）情绪与心身疾病

心理因素之所以能影响躯体内脏器官功能，主要是通过情绪活动作为媒介而实现的。情绪活动分为两大类：一类是愉快或是积极的情绪。这类情绪对人体的生命活动能起良好的作用，提高体力和脑力劳动的效率，使人体保持健康。另一类是不愉快的、消极的情绪，诸如愤怒、焦虑、忧愁、悲伤、痛苦等。如果消极情绪经常反复出现，它所引起的长期或过度的神经紧张，会造成机体的功能失衡、紊乱，导致病变的产生，如内分泌失调、血压持续升高等可转变为某些器官、系统的疾病。

（二）人格与心身疾病

不同的生活使得每个人的人格特点各不相同。面对同一挫折，不同人格的人的反应也不尽相同。相同的逆境，有的人积极应对，战胜困难，有的人沮丧消沉，甚至精神崩溃，这也就说明，为什么在同样的刺激下，有些人马上得病，有些人根本不得病。并且，对于不同的性格特征和行为表现类型的人，相同的致病因素会导致不同的疾病。因此，人格特征对心身疾病的发生、发展、转归过程有很大的影响。

1. A 型行为与冠心病 1950 年由美国两位心脏病专家弗里德曼和罗森曼通过研究提

出"冠心病易患模式",简称 A 型行为类型(TABP)。A 型行为类型不仅易患冠心病,而且其临床表现和并发症也比较严重。1983～1984 人格类型与冠心病相关性调查发现,A 型行为类型者的冠心病发病率是 B 型行为类型者的 2 倍以上。

当今人们的生活节奏越来越快,社会压力愈来愈大,当今的中国也有许多"精英""白领"处于亚健康状态。这应当引起社会的关注与重视。

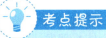

考点提示

A 型行为的性格特点

2. C 型行为与恶性肿瘤 C 型行为往往表现为内向、乖僻、小心翼翼、情绪不稳、多愁善感、易冲动,常常过分要求自己,具有克制压抑的人格特点。C 型行为可通过影响机体的生理活动而致,机体免疫功能降低、内脏器官血流量减少,细胞出现代谢障碍、干扰 DNA 自然修复过程,使细胞异常分化、增生,形成肿瘤。

考点提示

C 型行为的性格特点

四、几种常见的心身疾病

随着医学模式的转变和现代心身医学的发展,心理社会因素在疾病的发生、发展、治疗转归中的作用日益受到重视。心身疾病的范围亦很广,可涉及躯体各个系统并涉及临床各科。本节重点介绍一些常见的、国内外公认的、典型的心身疾病。

(一)冠状动脉粥样硬化性心脏病

冠状动脉粥样硬化性心脏病,简称为冠心病,是指冠状动脉粥样硬化使血管腔狭窄或阻塞或因冠状动脉痉挛导致心肌缺血、缺氧或坏死而引起的心脏病。冠心病是一种常见的心身疾病,也是当今世界上危害人类健康和生命最严重而且死亡率最高的疾病。冠心病除与高血压、高血脂、重度吸烟、遗传因素有关以外,心理社会因素也是重要的病因之一。

1. 心理社会因素在冠心病的发生和发展中的作用

(1)A 型行为类型:美国心脏病学家弗里德曼及罗森曼提出了 A 型行为类型者易患冠心病的假说,证实了冠心病和 A 型行为类型之间存在肯定的联系。A 型行为类型与冠心病有关的结论,并在 1978 年得到了世界心肺和血液研究学会的确认。

(2)社会心理因素:目前认为与本病关系密切的社会心理因素有如下方面:①生活事件:一般认为,经历的生活事件越多,冠心病的发生和复发及死亡率越高,例如丧偶、车祸、疾病等;②婚姻感情问题:外遇困扰、房事过度、夫妻感情不和等;③情绪问题:过分紧张、惊恐发作、屡遭惨败、焦虑或敌意、重度抑郁等;④社会经济地位:高收入、高阶层、脑力劳动、高教育水平、高竞争环境。

(3)损害健康行为:吸烟、缺乏运动、过食与肥胖、对社会压力的适应不良等都是冠心病的重要危险因素,这些行为往往是在特定社会环境和心理环境下形成的,从而通过一系列病理生理改变导致冠心病的形成。

2. 冠心病患者的心理反应

(1)焦虑、恐惧:许多患者常常在不知不觉中患上冠心病,一旦被诊断为冠心病后,患者的反应与其人格特征和对疾病的认识有关。倾向于悲观归因思维模式的患者常常紧张焦虑不安,甚至出现惊恐发作,如果近期有因冠心病死亡事件发生会加重此种焦虑情绪。还有的患者由于恐惧冠心病,甚至将胃部不适误认为是冠心病,惴惴不安,唯恐自己病情加重。

(2)抑郁、悲哀:有些患者出现继发性抑郁,整个生活方式发生重大改变,疾病行为成为他们生活中的主要行为,这样可加重冠心病,诱发心肌梗死。

3. 冠心病的治疗 对于冠心病的处理应采取综合性措施,即在给予躯体治疗的同时,辅助以心理咨询和心理治疗。

(1)积极开展心理咨询:了解和及时解决患者存在的心理问题,做好针对性的教育指导工作。

(2)危险行为的矫正:A 型行为的矫正对降低患冠心病的危险很重要,主要是采取以认知行为矫正疗法为主的综合矫正模式。包括用分发小册子或集体讲座的方式进行冠心病知识和 A 型行为类型的知识教育,进行松弛训练,并要求 A 型行为类型患者将松弛反应泛化到日常生活中,用认知疗法帮助患者进行认知重建和实施自我控制。

(3)改变不良生活习惯:行为心脏学的观点认为,合理膳食、适量运动、戒烟限酒这三大基石是心脏康复的基础,而心理平衡则是心脏康复的灵魂,所以患者要长期的、逐步的、分阶段的改变不良的认知观念,生活方式,树立良好稳定的心态。

(4)药物治疗:如果患者出现明确的焦虑、抑郁,则需要加用抗焦虑抗抑郁药物。临床上较常用、有效且安全耐受性较好的药物为选择性 5-羟色胺再摄取抑制剂类和选择性 5-羟色胺再摄取去甲肾上腺素双通道再摄取抑制剂类。抗焦虑药物可选用苯二氮䓬类,例如艾司唑仑、阿普唑仑等。

> **考点提示**
>
> 与冠心病有关的心理社会因素及干预策略

(二)原发性高血压

原发性高血压,是一种以循环动脉血压升高为主要表现的心身疾病。患者除了可引起高血压本身有关的症状以外,长期高血压还可成为多种心血管疾病的重要危险因素,并影响重要器官如心、脑、肾的功能,最终可导致这些器官的功能衰竭。原发性高血压是最早被确认的心身疾病,与心理、社会和环境因素密切相关。

1. 心理社会因素在高血压发生和发展中的作用

(1)社会环境因素:在高应激源环境中生活和工作的人,原发性高血压发病率高。流行病学调查表明,城市居民血压高于农村居民;社会经济水平低下和犯罪率高的社区居民的血压高于社会结构稳定,传统文化相对不变的社会居民;社会动乱中的居民血压高于社会稳定环境中的居民;从事高噪声、高度紧张、高危险性工作的人员,血压水平偏高。

(2)情绪因素:长期的忧虑、恐惧、愤怒等常导致血压的持续升高,有研究发现,经催眠暗示,被催眠者表现愉快时,血压可下降 20mmHg(2.67kPa),脉搏每分钟减少 8 次;相反,在暗示愤怒时,血压可升高 10mmHg(1.33kPa),脉搏由 65 次/分增加到 120 次/分。

(3)人格特征:邓巴 1938 年提出"人格特异理论",她对高血压患者的描述是:怕羞、完美、沉默和自我控制,但与权威发生冲突时,也会出现"火山爆发式"的情感。

(4)行为因素:肥胖、缺少运动、食盐偏多、大量饮酒及吸烟等行为问题,已被公认为是高血压发病的危险因素。

2. 高血压患者的心理反应

(1)焦虑:由于原发性高血压常常隐匿起病,病程较长,变化复杂,缺少根治药物,病人常常为此而紧张焦虑,担心自己的病治不好。

(2)猜疑:病人为自己所患疾病的不良预后而紧张担忧,内心常常缺乏安全感,顾虑重重,敏感多疑,他们特别在意周围人的言行,总担心医生、护士或家属对其隐瞒真实病情。

(3)恐惧:病人常担心自己的高血压会引起脑出血、半身不遂等并发症、生活不能自理。

失去工作能力等,产生紧张和恐惧感。

3. 原发性高血压的治疗

(1) 药物治疗:高血压患者应规律地使用降压药物,情绪反应严重者可适当应用艾司唑仑、阿普唑仑等抗焦虑药或给予适当抗抑郁药。

(2) 松弛训练:松弛训练是治疗高血压较常用的基础治疗。患者通过长期的反复训练,掌握了全身主动放松时的个体体验,并逐渐做到很容易地再呈现这种心身状态。长期的松弛训练可降低外周交感神经活动的张力,达到降低血压的目的。

(3) 运动疗法:运动疗法较适用于轻型高血压患者,耐力性运动训练或有氧训练均有较好的降压作用,比如快走、跑步、骑自行车、游泳等。运动训练结合生活习惯改变,如减轻体重、戒烟和控制饮酒等,会产生更好的降压效果。

(三) 消化性溃疡病

消化性溃疡是一种多发病和常见病,溃疡主要发生于胃和十二指肠部位,故又称为胃、十二指肠溃疡。人群中约有 10% 在其一生中患过本病。其发病涉及幽门螺杆菌、胃酸和胃蛋白酶等因素的侵袭作用与十二指肠、胃黏膜屏障防御之间的平衡失调。心理、社会因素造成的应激会刺激胃酸分泌,加剧平衡失调,特别是十二指肠溃疡与心理社会因素的作用关系密切。

1. 心理社会因素在消化性溃疡病发生与发展中的作用

(1) 人格特征:消化性溃疡患者多具有内向性格,神经质,容易激怒,但又常常压抑愤怒而得不到发泄。具有以上人格特征的个体,对应激事件往往产生过度的反应,导致中枢神经功能紊乱,从而引发消化性溃疡。大量临床心理测试也说明,消化性溃疡患者一般不善交往、古板、被动、顺从,依赖性强,缺乏创造性、进取性和竞争意识。张蔚琴等采用卡特尔 16 种人格因素测试,并与正常人常模对照分析,发现男性溃疡组人格趋向于顺从、理智、随和、保守的特点。

(2) 社会生活事件:调查发现,患者的各种负性生活事件明显高于正常人群。如严重的精神创伤,特别是在毫无思想准备的情况下,遇到重大生活事件和社会的重大改变,失业、丧偶、失子、离异、自然灾害和战争等。

(3) 职业及环境因素:精神高度紧张、责任过重的职业,如司机、医师、领航员、工程技术人员、企业管理人员等,溃疡病发生率高;不同国家和地区发病率有显著差异,如英、美和我国十二指肠溃疡病多,日本胃溃疡多,提示环境因素在消化性溃疡多因素发病中有重要地位。

(4) 情绪:奥尔菲给一例患十二指肠溃疡 20 余年的中年男性患者胃中安置微型张力及 pH 测量仪。当患者紧张、发怒时,仪器显示胃收缩明显加强,甚至痉挛,胃酸分泌增多。患者出现剧烈上腹疼痛。经研究证实,持续强烈的精神刺激通过焦虑、紧张、愤怒、忧伤、抑郁等负性情绪反应,胃酸分泌增加,诱发或加重消化性溃疡。临床也发现,改善不良情绪反应有助于溃疡的愈合。

2. 消化性溃疡患者的心理反应

(1) 焦虑:病人在进餐前后表现出紧张、焦虑情绪,病情较重的病人,担心进餐后疼痛出血,常表现出惶恐不安、情绪不稳定。

(2) 抑郁:因溃疡久治不愈或反复发作,病人自感痛苦和拖累亲人,给家庭造成经济负担,常常会自卑、自责甚至郁郁寡欢。

3. 消化性溃疡的治疗

(1) 规律性的生物治疗。

（2）心理治疗:积极开展心理咨询工作,及时解决影响患者情绪的负性生活事件帮助患者疏泄不良情绪。①支持性心理治疗,培养患者战胜疾病的信心与希望。②帮助疏泄矫正不良情绪,改善患者的焦虑、抑郁情绪。③矫正不良行为习惯,如戒烟戒酒,避免暴饮暴食。④生物反馈治疗,达到调节自控的目的。⑤认知疗法,纠正患者不合理信念,降低负性事件对个体的不良影响。

（3）精神药物治疗:必要时可适当使用抗焦虑抗抑郁药物。

（四）糖尿病

糖尿病是由多种病因引起以慢性高血糖为特征的代谢紊乱。

1. 心理社会因素在糖尿病发生与发展中的作用

（1）人格特征:邓巴认为,大多数糖尿病患者性格不成熟,具有被动依赖、做事优柔寡断、缺乏自信、常有不安全感。这些人格特点被称为"糖尿病人格"。

（2）心理应激:各种应激状态,如社会环境的改变、突发性灾难事件、亲人亡故等难以容忍的挫折造成个体情绪改变,致使血糖升高,若持续存在,可导致糖尿病。

（3）生活事件:临床观察发现,糖尿病患者发病前多有灾难性生活事件发生。研究发现,在一定时间内累计的生活变化单位与糖尿病的发作和严重程度有关。

2. 糖尿病患者的心理反应

（1）否认和怀疑:患病早期,患者往往不能接受这一事实,持否认或怀疑的态度,或自认为得了糖尿病无非就是血糖高点,对身体无大影响,对疾病采取满不在乎的态度,甚至怀疑医生诊断有误,拒绝改变饮食习惯,不接受治疗,导致病情进一步发展。

（2）愤怒和失望:患者一旦被确诊,将终身依赖外源胰腺素治疗,否则可能会导致危及生命的代谢紊乱。病人得知没有根治的可能,常有一种愤怒的情感,加之必须终身控制饮食,更加重了愤怒的心理。感到被剥夺了生活的权利与自由,对生活失去信心,情绪低落,整日沉浸在悲伤的情绪中,情感脆弱,甚至对治疗采取消极的态度。

（3）焦虑和恐惧:糖尿病是一种难以治愈的终身性疾病,可能出现多种并发症,加之患者对糖尿病知识知之甚少并存在许多误解,因此产生焦虑、恐惧的心理,担心会影响自己的将来和一生,惧怕死亡等。或对治疗过分关心,出现感觉过敏、精神高度紧张、失眠等。

3. 糖尿病的治疗　糖尿病是一种慢性疾病,治疗的任务是长期的,有赖于患者的密切配合,常常要求患者改变多年来养成的生活习惯和行为模式。在疾病的后期,可能出现多器官的损害,并发症多,病情易波动,有时甚至可发生酮症酸中毒和昏迷,这就需要患者更加密切地与医师合作,严格遵守医嘱。另外,改变患者的情绪反应对糖尿病恢复也有非常重要的作用。

（1）进行有规律的药物及其他生物治疗。

（2）积极开展心理治疗:①要让患者及其家属了解糖尿病的基本知识,学会注射胰岛素和尿糖测定技术,帮助患者科学的安排生活、饮食和体力劳动,避免并发症发生;②及时帮助患者疏泄不良情绪;③加强社会支持,增强患者抗应激能力,完善患者不良人格。

（3）抗焦虑和抗抑郁药物的应用:情绪反应严重者可用苯二氮䓬类抗焦虑药物和抗抑郁药物改善患者不良情绪。

（五）支气管哮喘

支气管哮喘简称哮喘,是临床上的常见病与多发病。心理社会因素在此病中也占有重要作用。

1. 心理社会因素在支气管哮喘发生与发展中的作用

（1）人格特征:精神分析学家发现约 1/3 哮喘患者具有强烈地乞求母亲或替代者保护的潜意识愿望,这种愿望使患者对母子分离特别敏感,患者的母亲常表现出过分牵挂的、审美的、统治的、助人的人格特征,因此认为患者的乞求保护的愿望是由母亲人格特点所引起,一旦患者的需求得不到及时满足时,就有可能出现哮喘发作。

（2）心理社会因素:临床实践发现不少哮喘患者的急性发作常伴有心理因素,对外界的刺激表现为一种高度敏感性,心理因素与其他过敏因素一样在诱发哮喘发作中具有重要意义。焦虑在哮喘发作中起着重要作用。人际关系冲突、社会变动、战争、自然灾害等都可造成焦虑,导致哮喘发作。另外,空气中含过量的有害气体或粉尘;过敏体质者若从事油漆、餐饮、化工或医疗等工作;居住环境的家具中存在螨虫都可以造成哮喘发作。

2. 支气管哮喘患者的心理反应

（1）紧张和焦虑:常见哮喘初次发作的患者。由于发病突然,症状明显,患者极度呼吸困难,甚至影响睡眠和正常的语言交流,而且患者对本病缺乏足够的了解和心理准备。因此,往往会出现紧张和焦虑情绪。

（2）烦躁和恐惧:哮喘持续发作时,支气管舒张剂效果不明显,患者筋疲力尽,有濒死感,极易出现烦躁和恐惧情绪。此外,因哮喘多在夜间发作,患者自觉呼吸困难、被迫坐位、张口呼吸、大量出汗,所以,也易出现烦躁和恐惧情绪。

3. 支气管哮喘的治疗

（1）药物治疗:以持续性皮质激素抗炎治疗辅以支气管扩张剂按需给予,由持续常规口服支气管扩张药转向吸入给药途径。另外,在生物治疗同时,注重了对患者的心理疏导和治疗工作。

（2）心理治疗:①认知治疗:改变认知,减轻负性情绪对个体的不良刺激,在日常生活中应保持健康的心态。②放松疗法:调整人际关系,指导思想放松,心身并重,在一定程度上预防哮喘发作;给予综合心理治疗,包括哮喘的科普教育,学会良好行为。

（3）抗焦虑和抗抑郁药物的应用:对存在焦虑或抑郁的患者,可在实施内科常规治疗的同时,适当加用抗抑郁剂和抗焦虑药物。

（六）肿瘤

肿瘤是一种严重危害人类健康及生命的常见病、多发病。肿瘤的发病原因至今未完全阐明,一般认为是多因素作用的结果,其中心理社会因素是导致肿瘤发生的重要因素之一。

1. 心理社会因素在肿瘤发生与发展中的作用

（1）生活事件:肿瘤病人发病前的生活事件发生率较高,其中尤以家庭不幸等方面的事件,如丧偶、近亲死亡、离婚等尤为显著。

（2）个性特点:研究发现,C 型行为类型与恶性肿瘤的发生有一定的关系,具有这类行为类型的人在遭遇重大生活挫折时,常陷入失望、悲观和抑郁的情绪中不能自拔,在行为上表现为回避、否认、逆来顺受等。

（3）应对方式:那些不善于宣泄生活事件造成的负性情绪体验者,即习惯于采用克制、压抑的应对方式者,其肿瘤发生率较高。

2. 肿瘤患者的心理反应

（1）焦虑、怀疑及侥幸:肿瘤发生以后,病人经历着非常复杂的心理变化。在发现期,患者的主要心理特点表现为怀疑、焦虑伴侥幸,既害怕恶性肿瘤被证实而焦虑,又存在"结论错误"的侥幸心理。

（2）恐惧和愤怒：在确认期，患者常常带有恐惧、怀疑、愤怒、沮丧、依赖等心理变化。

（3）悲观和依赖：在治疗期，各种治疗副作用加大患者痛苦体验，导致患者产生悲观、恐惧，甚至对治疗失去信心。同时亦会萌发强烈的求生欲望，导致患者对家属和医护人员表现出强烈的依赖心理。

3. 肿瘤的心理治疗

（1）常规的生物学治疗。

（2）自我心智重建：肿瘤病人在康复过程中，必须强化生存意识，加强信心与期望，消除紧张，以保持积极的情绪状态，促进肿瘤康复。

（3）协助行为矫正：指导患者矫正不良行为及生活方式，降低不良行为习惯和生活方式对疾病康复的危害，做到生活有序，心身松弛，情绪乐观，以利于疾病的治疗。

本章小结

　　本章的重点是应激以及心身疾病相关概念；心理、社会因素与心身疾病的关系及其诊断和治疗。掌握应激的相关知识，可为心身疾病的诊断和治疗提供更切实有效的方法。掌握心身疾病的诊断和治疗，提高临床疑难疾病的治疗效果。学习过程中一定将两节内容前后对比，找出因果关系，建立系统的应激与心身疾病的知识体系。

（韦炜　顾鹏）

目标测试

一、名词解释

1. 心理应激

2. 应激源

3. 心身疾病

二、选择题

1. 人们在遇到压力、痛苦、困境时，引起自杀的主要原因是

　　A. 逃避应激源　　　　　B. 排除应激源　　　　C. 难以应对应激源

　　D. 不在意应激源的存在　　E. 想超越应激源

2. 如果一年内生活变化单位超过300LCU，那么预示着

　　A. 今年患病率超过75%　　　　B. 今年患病率超过50%

　　C. 来年患病率超过75%　　　　D. 来年患病率超过50%

　　E. 两年后患病率超过50%

3. 应激对健康的消极影响不包括

　　A. 机体易感　　　　　　　　B. 导致心身疾病

　　C. 加重疾病　　　　　　　　D. 诱使机体发生物质滥用及依赖

　　E. 适应性提高

4. 应对心理应激的方法，不包括

　　A. 消除和回避应激源　　　　B. 调整个体的抱负水平

　　C. 建立良好社会支持系统　　D. 加快生活节奏

E. 运动

5. 不属于心身疾病特点的是

    A. 疾病的发生和发展与心理社会因素有关,通过心理中介或生理中介而发病

    B. 必须有明确的器质性病变或躯体功能性障碍的症状

    C. 心身疾病通常发生在非自主神经支配的系统或器官

    D. 遗传和人格特征与心身疾病的发生有一定关系,不同人格特征的个体对某些心身疾病的易感性不同

    E. 同样性质或强度的心理社会因素,对于一般人,只引起正常范围内的生理反应,而对于心身疾病易感者,则引起明显的病理生理反应

6. 下列疾病属于心身疾病的是

    A. 精神分裂症   B. 抑郁症   C. 糖尿病

    D. 大叶性肺炎   E. 精神发育迟滞

7. C型行为容易患

    A. 冠心病   B. 高血压   C. 癌症

    D. 糖尿病   E. 偏头痛

8. 以下疾病属于心身疾病的是

    A. 肺炎   B. 颅脑外伤   C. 抑郁症

    D. 精神分裂症   E. 消化性溃疡

9. 关于应激的说法,不正确的是

    A. 应激是一种刺激物

    B. 应激是一种反应

    C. 应激是被觉察到的威胁或挑战

    D. 应激发生于个体处在有办法应对或调节的需求之时

    E. 应激反应可以是生理的、心理的和行为的

10. 男,40岁,经常感到时间紧迫,整日忙忙碌碌,工作争强好胜,不甘落后,情绪不稳定,外露,好与人争执、富于敌意。近一年来常出现心前区疼痛,被诊断为冠心病,其人格的行为特征为

    A. A型行为类型   B. B型行为类型   C. C型行为类型

    D. AC混合型   E. BC混合型

11. 张某女性,55岁,丧偶8年,现独居,嗜烟酒。平时性情抑郁,过分容忍,办事无主见,常顺从于别人。1个月前行胃癌切除,术中及术后情绪低落,兴趣下降,独自流泪,有轻生之念。

该患者病前的行为特征为

    A. A型行为类型   B. B型行为类型   C. C型行为类型

    D. D型行为类型   E. 混合型

12. 病人术后的情绪反应属于

    A. 焦虑   B. 抑郁   C. 恐惧

    D. 痛苦   E. 内疚

13. 病人患胃癌的主要原因,以下叙述不正确的是

    A. 生活事件   B. 易感性人格特征   C. 情绪因素

    D. 不良生活习惯   E. 人际关系良好

第五章 心理评估

学习目标

1. **掌握**：心理评估的概念、常用方法和原则；心理测验的分类、标准化心理测验的基本条件。
2. **熟悉**：心理测验的定义及解析；常用智力测验、人格测验和评定量表的施测方法。
3. **了解**：韦氏智力量表的内容及功能；EPQ、16PF、MMPI-2 的简要内容；SCL-90 的评估指标。

心理评估是做好现代临床医学工作的重要手段，其目的是对各种正常或异常的心理现象进行客观、量化的描述，为实施心理咨询、心理治疗提供前提和基础，它是医学心理学与临床实践的重要方法之一。目前，心理评估已广泛应用于心理学、医学、教育、人力资源、军事、司法等多个领域。

 案例

武某，女，18 岁，中职学生。从小循规蹈矩，对自己严格要求，事事追求完美。近一年多来经常出现担心不卫生而反复洗手，并逐渐次数增多，出门前反复检查门窗是否关好，走路爱数电线杆，虽然自知没有必要却无法控制。有时候走到高处就有一种想跳下去的强烈冲动，因担心控制不住自己而十分焦虑，因此回避登高。经常失眠，体重减轻，并严重影响了正常的学习和生活。由于自己认为这些问题是不正常的，因而主动前来心理门诊寻求帮助。

请问：1. 武某的主要症状是什么？
2. 哪种临床心理评定量表适用于武某？
3. 在施测时应遵循什么原则？

第一节 心理评估的概述

一、心理评估的概念

心理评估是指依据心理学的理论和方法对所观察的心理现象及行为特征进行客观描述和评价的过

 考点提示

心理评估的概念

63

程。即通过运用观察、访谈(晤谈)和心理测验等方法所获得的信息,对个体某一心理现象及行为特征作全面、系统、深入的客观描述和评价的过程。

心理评估有定性和定量两种评估方法。定性评估的方法有观察法、访谈法、调查法、个案法、作品分析法等;定量评估的方法统称为心理测验,包括各种心理测验和评定量表等。医学临床上常用心理评估的方法帮助有心理问题或心理障碍的人,并对他们心理及行为改变作出诊断,称为心理诊断。

心理评估的作用:①单独或辅助作出心理或医学诊断。②指导制定心理障碍或医学疾病的防治措施,并常可作为判断疗效的指标。③为评估心理障碍或医学疾病预后提供依据。④是一种医学科学或心理学研究的方法。⑤用于预测个体未来成就,作为人才选拔的方法,以及作为司法鉴定的方法。

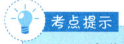
考点提示
心理评估的作用

二、心理评估常用方法

(一)观察法

1. 观察法概念和分类

(1)观察法概念:观察法是通过对评估对象的科学观察和分析,探讨其心理现象及行为规律的一种研究方法。观察法是临床心理评估的常用方法。

(2)观察法分类:①根据时间长短分为:长期观察和定期观察。②根据形式不同分为:住院观察和门诊观察。③根据内容不同分为:一般观察和重点观察。

2. 观察法的内容 项目包括:目标行为、观察持续时间(一般每次 10～30 分钟)、观察地点、观察者的条件、实施过程和资料记录。

3. 观察法的特点

(1)优点:①真实性。②自然性。③及时性。④独特性。

(2)缺点:①无法重复观察。②易受观察者主观意识的影响。③不能直接观察到人们内部的心理活动。④不适合对集体的评估。

(二)访谈法

1. 访谈法的概念与分类

(1)访谈法的概念:访谈法是访谈者与被访者之间所进行的一种有目的的交谈。通过交谈以补充和验证所获得的资料,为临床心理咨询、心理治疗和心理干预提供依据,是心理评估中搜集资料的一种重要技术和方法。

(2)访谈法分类:分结构式访谈、非结构式访谈(自由式访谈)和半结构式访谈三种。

2. 访谈法的内容 建立良好的关系、恰当的提问(开放式提问、封闭式提问)、有效的倾听(要注意耐心、专注、适度的回应、不作道德或正确性的评判)、追问、整理与分析。

3. 访谈法的特点

(1)优点:①灵活性。②实用性。

(2)缺点:①访谈结果常受到访谈者素质的影响。②不易量化。③难以完整地记录。④费时费力。

(三)心理测验法

1. 心理测验的概念 心理测验是指在标准情境下对个体的行为样本进行客观分析和

描述的一类方法。

（1）行为样本：心理测验是通过测量人的行为表现来间接地反映心理活动规律和特征，测查其部分有代表性的行为来组成样本，即取部分代表全体。

（2）标准情境：测验的实施条件、程序、计分和判断结果标准均要统一。

（3）结果描述：分为数量化和划分范畴两类。

（4）心理测验工具：一种心理测验就是一套工具或器材，包括测验材料和指导手册。

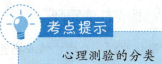
考点提示

心理测验的分类

2. 心理测验的分类

（1）按测验材料性质分为：文字测验、非文字测验。

（2）按施测方式分为：团体测验、个别测验。

（3）按测验材料回答有无限制分为：常规测验、投射测验。

（4）按测验的目的和功能分为：能力测验、人格测验、评定量表、神经心理测验、职业咨询测验。

3. 心理测验的基本条件

（1）标准化：心理测验要有标准化的程序和方法，有固定的评估内容，有标准化指导语及明确的计分标准，统一的答案、处理方法、实施办法和时间。

（2）常模：常模是指某种心理测验通过标准化程序计算出来的测验取样的平均值，是可以比较的标准。有年龄常模、均数常模、百分数常模、标准分常模、划界分常模、比率（或商数）常模等。

（3）信度：信度是指一个测验工具在对同一对象的几次测量中所得结果的一致程度，它反映测验工具的可靠性和稳定性。在相同情况下，同一受试者在几次测量中所得结果变化不大，便说明该测量工具性能稳定，信度高。

（4）效度：效度是指一个测验工具能够测量出其所测内容的真实程度，它反映测验工具的有效性、准确性。即测验结果能否正确反映被评估者的心理功能或行为特征，要对一个人的心理现象进行测量，首先要选用具有效度的工具。

信度和效度是测量工具好坏的两项最基本的标志，每个心理测验工具编制出来后都要进行信度和效度检验，只有这两项指标都达到一定标准后才能使用。

4. 心理测验的注意事项

（1）心理测验的选择：①根据临床或科研工作的不同目的来选择测验种类。②选择常模样本能代表被试条件的测验。③优先选用标准化程度高的测验及有结构的测验。④选用从国外引进的测验时，应选择经过我国修订和再标准化的测验。⑤主试者应选用自己熟悉和有使用经验的测验。

（2）测验者的要求：测验必须由专业人员进行，要求心理测验工作者必须经过正规的心理学理论学习和心理测验的专业培训，并要经过一定时期的测验实践才能成为一个具体测验的主持者。心理测验应遵守保密原则。

（3）正确看待结果：心理测验的结果只是一个参考，要避免对测查结果评价绝对化。

5. 心理测验的特点

（1）优点：①有效性：心理测验是一种量化程度很高的测量技术，可以在较短的时间内搜集到大量的定量化资料，是临床心理学应用和研究的一个重要方法与决策辅助工具。

②可靠性:心理测验的编制十分严谨,并经过标准化和鉴定,因此较之观察法、访谈法等其他方法更准确、客观。

(2)缺点:①心理测验是对人的心理特质的间接测量与取样推论,不可能完全准确。②测验过程中一些无关因素的干扰很难完全排除,会影响到测验结果的稳定性和准确性。③测验分数不是一个确切点,只是一个范围,一个最佳估计。

三、心理评估的原则

1. 标准化原则 心理评估或测验时要采用公认的标准化的工具,测验方法要严格根据测验手册的规定执行,它是提高测验结果的信度和效度的必要保证。

2. 保密性原则 心理评估或测验结果和解释只能透露给必须告知的极少数人,测验结果也不得随便查阅。心理评估材料必须由专业人员保管和使用,不可以向社会泄露,以免造成滥用。

3. 客观性原则 对心理评估或测验结果作出判断和评价时要客观、真实。在对心理测验结果评价时应结合被评估者的生活经历、家庭、社会环境以及通过访谈法、观察法等方法所获得的各种资料进行全面考虑。

4. 动态实时原则 心理评估过程必须坚持"动态、实时"。被评估者的心理活动除随心理问题与环境变化波动外,还可受社会、家庭、年龄、性别、自身认知能力、情绪、意志和人格特征等影响。在临床上对有心理问题和心理障碍的被评估者进行连续评估时,要注意任何时间都有发生心理变化的可能。

5. 综合性原则 心理评估的各种方法各有其长处和不足,可酌情同时或交替使用2~3种评估方法,综合多渠道所获信息,这样才能比较准确地评估被评估者的心理状态,识别他们的心理和行为问题、心理危机及其影响因素。

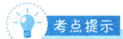

考点提示

心理测验的原则

第二节 常用的心理测验

案例

周某,男,19岁,中职三年级学生,独生子。自述近来情绪不好,后悔在初中学习不努力,中考才进入一所卫生学校。因为所学的专业不是自己理想的专业,所以学习无兴趣。近两年来,忙于社会活动和与同学谈恋爱。女友因自己不好好学习而分手。后有朋友介绍女友,对方表示愿意和自己建立朋友关系。可考虑到自己是中职生和差等生,产生了自卑感,十分犹豫,不敢继续发展,以致心烦意乱,整日上网打发日子。近半月来,晚上迟迟不能入睡,向家长发脾气。自己感到目前心理不太正常,又不好意思进行心理咨询,在父母的一再催促下,前来心理咨询中心寻求帮助。

请问:1. 周某的焦虑情绪主要表现在哪些方面?
2. 在心理评估中应选择哪种心理评定量表?
3. 如何实施测量和判断测查结果?

一、智力测验

（一）智力测验和智商的概念

智力测验是指根据有关智力概念和理论经标准化过程编制而成的用于评估个人一般能力的测验方法。智力测验是目前心理测验中应用最广泛、影响最大的测验之一，它不仅在评定智力水平，而且在研究和评定其他病理情况时都是不可缺少的工具。

智力是人类的一种综合认知能力。智力几乎涉及了认知过程的各个方面，其最基本的因素是观察力、记忆力、思维力、想象力和注意力，其中以思维力为核心。

智商（IQ）是智力测验结果的量化单位，是衡量个体智力发展水平的一种指标。

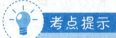
考点提示

常用的心理测验类型

1. 比率智商　由美国斯坦福大学特尔曼提出，计算方法为 $IQ=MA/CA\times100$。公式中 MA 为智龄，指智力所达到的年龄水平，即在智力测验中取得的成绩；CA 为实际年龄。比率智商适用的最高实际年龄限制在 15 岁或 16 岁。

2. 离差智商　由美国韦克斯勒提出，它是用统计学的标准分概念来计算智商，表示被试的成绩偏离同龄组平均成绩的距离（以标准差为单位），每个年龄组 IQ 均值为 100，标准差为 15。计算方法：$IQ=100+15Z$，其中 $Z=(X-M)/S$，公式中 M 代表同龄组样本平均分数，X 代表个体测验的实得分数，S 代表同龄组样本分数的标准差，Z 代表该人在同龄组样本中所处位置，即他的标准分数。

考点提示

正常智商的范围

智力等级目前国际常用智商（IQ）分级法。智力水平等级与智商的关系见表 5-1。

表 5-1　智力水平的等级名称与划分

智商等级名称	韦氏量表（S=15）	斯坦福-比奈量表（S=16）
极优秀	>130	>132
优秀	120～129	123～131
中上	110～119	111～112
中等（平常）	90～109	90～110
中下	80～89	79～89
边缘（临界）	70～79	68～78
轻度智力缺损	55～69	52～67
中度智力缺损	40～54	36～51
重度智力缺损	25～39	20～35
极重度智力缺损	<25	<20

（二）常用智力测验

评估智力水平多采用智力测验和发展量表等心理测验手段，0～3 岁多采用发展量表测查智力水平，4 岁以后多采用智力测验。

智力测验有多种形式，常用的有斯坦福-比奈量表和韦氏智力量表。

1. 斯坦福-比奈量表　法国心理学家比奈和西蒙在 1905 年编制了比奈量表（B-S），这是世界上第一个智力量表，亦称比奈-西蒙量表。1908 年和 1911 年该量表曾进行两次修订。1916 年，特尔曼对该量表进行修订后称为斯坦福-比奈量表（S-B）。目前应用的是斯坦福-比奈量表第四版（S-B4）。S-B4 共有 15 个分测验，组成四个领域，即词语推理、数量推理、抽象/视觉推理和短时记忆。

我国学者自 20 世纪 20 年代开始从事斯坦福-比奈量表中国版的修订工作，经过几次修订，形成了现在中国使用的比奈量表，称"中国比奈量表"。

2. 韦氏智力量表　韦氏智力量表由美国韦克斯勒教授编制的，该量表与比奈量表是不同类型的著名智力量表，韦氏在编制智力测验量表时，除了考虑年龄因素在内容上有所区别外，还将题目按其性质分成几个分测验，分别计分并测量各种智力能力。

韦氏智力量表分为两大类：①言语测验：使用言语测验量表（VS），计算出言语智商（VIQ）。②操作测验：使用操作测验量表（PS），计算出操作智商（PIQ）。两个量表合称全量表（FS），计算出总智商（FIQ），FIQ 代表被试者的总智力水平。这种分别计算言语智商和操作智商、全量表智商的方法，除了用于测验一般人的智力水平外，在临床上对于大脑损伤、精神失常和情绪困扰患者的诊断有很大帮助。

韦氏智力量表在临床上应用非常广泛，量表包括学龄前期、儿童和成人三个年龄版本。①用于 4~6 岁半学龄前儿童的韦氏智力量表（WPPSI）及其修订本（WPPSI-R）。②用于 6~16 岁学龄儿童的韦氏智力量表（WISC）及其修订本（WISC-R 和 WISC-Ⅲ）。③用于 16 岁以上人群的韦氏成人智力量表（WAIS）及其修订本（WAIS-R）。

从 1981 年开始，我国的学者就开始引进韦氏智力量表，并根据我国的国情和文化背景的特点在许多分测验的条目内容上进行了修改，并且进行了标准化，制定了适合我国不同年龄人群的常模（标准值），分城市和农村两套常模，形成中国韦氏幼儿智力量表（C-WPPSI）、韦氏儿童智力量表中国修订本（WISC-CR）及中国修订韦氏儿童智力量表（C-WISC）、中国修订韦氏成人智力量表（WAIS-RC）。现以中国修订韦氏成人智力量表（WAIS-RC）为例加以介绍。

WAIS-RC 全量表含 11 个分测验，其中由 6 个分测验（知识、领悟、算术、相似性、数字广度和词汇测验）组成言语量表，由 5 个分测验（数字符号、填图、积木图案、图片排列和图形拼凑测验）组成操作量表。

 知识链接

1908 年世界上第一个儿童智力测验问世，智力测验从法国传播到了世界上许多国家；从教育行业推广到军事、商业、管理等诸多领域；从只针对儿童扩大到面向生命全程的各个年龄阶段；从主要诊断异常儿童拓展到适应正常人和智力落后者的不同需要。

虽然智力测验历经近一个世纪，但只能算是刚刚起步。随着人们对智力认识的不断深入，智力测验还会进一步持续发展。可以预见，未来智力测验的演变将主要表现在以下几个方面：第一，在智力测验中增加对元认知的测量将会成为一个新的发展方向；第二，从心理学本质上理清创造力和智力的关系，开发更多有效预测创造力的智力测验；第三，从理论上明确智力的性质和具体成分，以此来指导智力测验的编制。

韦氏智力量表的实施方法按手册规定，将各项分测验项目逐一进行，各项分测验记分方法按手册规定进行。完成全部项目测试后,将各分测验中的项目得分相加,获得分测验原始分,然后根据各分测验的换算表,即可获得各分测验量表分及三个智商。

在临床诊断中,韦氏智力量表不仅用作智力评估的依据,还可根据各个分测验的分数曲线和相互关系,作为诊断智力操作或其他病理状态的依据。韦氏智力量表缺点是三套量表难度较大、衔接不太理想,难以追踪测量;对于智力极高或极低者不太适用;测验用时较长。

二、人格测验

人格测验种类很多,通常将最常用的人格测验分为两大类:一类是结构不明确的投射测验,其刺激材料为意义不明确的各种图形或墨迹,如 RIT、TAT、画人测验等;另一类是结构明确的问卷(自陈量表)或调查表,如 EPQ、MMPI、16PF 等。问卷测验是最常用的人格测验方法。人格测验在心理学和医学领域应用广泛,对于临床诊断、心理咨询、职业咨询及人才选拔具有重要的意义。

(一)艾森克人格问卷

艾森克人格问卷(EPQ)最早由英国心理学家艾森克于 1952 年编制,目前在国际上应用也十分广泛。EPQ 分成人和儿童两个版本,可分别对成人(16 岁以上)和儿童(7~15 岁)的人格特征进行测评。20 世纪 80 年代,我国龚耀先修订的成人和儿童人格问卷均为 88 项,陈仲庚修订本成人为 85 项。EPQ 测验包含三个维度与四个分量表,各量表意义如下:

1. 内外向量表(E 维度) 测查内向和外向人格特征。高分反映个性外向,低分表示人格内向。

2. 神经质量表(N 维度) 测查情绪稳定性。高分反映情绪不稳定,低分反映情绪稳定。

3. 精神质量表(P 维度) 测查一些与精神病理有关的人格特征。高分可能具有孤独、缺乏同情心、不关心他人、难以适应外部环境、好攻击、与他人关系不友好等特征。

4. L 量表(掩饰) 测量被试者的掩饰,或者朴实、遵从社会习俗及道德规范等特征。若此分过高,提示此次测量结果的可靠性存在问题。有研究表明,L 分数高低与年龄、性别等多种因素有关。

艾森克认为人格由 N 维、E 维和 P 维三个维度组成立体结构。E 维是双向维度,即内向和外向,如内向可移行到外向。N 维也是双向维度,即情绪稳定和不稳定,如情绪可从极度稳定移行到极度不稳定,极度不稳定即为神经质。E 维和 N 维交叉成十字,并在交叉十字外围作一个圆圈,在圆周上的移行点可显示多种人格特征;同时,交叉十字分成的四个相,即外向—情绪不稳定、外向—情绪稳定、内向—情绪不稳定、内向—情绪稳定,这四个相分别相当于四种气质类型,即胆汁质、多血质、抑郁质和黏液质。P 维是后来发展的,表明正常人或多或少有些不正常的人格表现,在不太严重时并非病理人格。L 量表发展较晚,是效度量表。

EPQ 的优点是实施简便,人格维度概念清楚,容易解释。由于其简便易操作,目前在医疗、教育、科研和人事等诸多领域均有广泛的用途,其结果还可以导出相应的气质类型。缺点是条目较少,反映的信息相对较少。

(二)卡特尔 16 种人格因素问卷

卡特尔 16 种人格因素问卷(16PF)是由美国卡特尔教授根据自己的人格特质学说,采用因素分析方法于 1949 年编制而成。经过多年研究,他通过因素分析法得出 16 种人格因素,并据此编制了 16 种人格因素测验量表,量表包含乐群、聪慧、稳定、恃强、兴奋、有恒、敢为、敏感、怀疑、幻想、世故、忧虑、实验、独立、自律和紧张 16 种因素的内容。其主要目的是确定和测量正常人的基本人格特征，并进一步评估某些次级人格因素。20 世纪 70 年代该量表引入中国，现已有修订本及中国常模，并广泛应用于心理咨询、人才选拔和职业咨询等多个领域。

16PF 共有 187 个题目。每个题目都备有"是的"、"不是的"和"介于两者之间"三种答案可供选择。每 12～13 个题目又组成一个分量表，测量某一方面的人格因素。每个因素用一个字母命名，根据得分高低又分为两极，高分和低分表现出不同的特征。各因素、名称及特征见表 5-2。

表 5-2　16PF 各因素、名称及特征

因素	名称	低 分 特 征	高 分 特 征
A	乐群性	缄默、孤独、冷淡	外向、热情、乐群
B	聪慧性	思想迟钝、学识浅薄、抽象思维能力差	聪明、富有才识、善于抽象思维
C	稳定性	情绪激动、易烦恼	情绪稳定而成熟、能面对现实
E	恃强性	谦逊、顺从、通融、恭顺	好强、固执、独立、积极
F	兴奋性	严肃、审慎、冷静、寡言	轻松兴奋、随遇而安
G	有恒性	苟且敷衍、缺乏奉公守法的精神	有恒负责、做事尽职
H	敢为性	畏怯退缩、缺乏自信	冒险敢为、少有顾虑
I	敏感性	理智、重现实	敏感、感情用事
L	怀疑性	依赖、随和、易相处	怀疑、刚愎、固执己见
M	幻想性	现实、合乎成规、力求妥善合理	幻想、狂放、任性
N	世故性	坦白、直率、天真	精明能干、世故
O	忧虑性	安详、沉着、自信	忧虑抑郁、烦恼自忧
O1	实验性	保守、尊重传统观念与行为标准	自由、批评激进、不拘泥于现实
O2	独立性	依赖、随群附和	自立自强、当机立断
O3	自律性	矛盾冲突、不顾大体	知己知彼、自律严谨
O4	紧张性	心平气和、闲散宁静	紧张困扰、激动挣扎

实测时，要按照统一的指导语和指定的要求，必须在三个备选答案中选出一个。个体在 16 项因素上所得的原始分，可通过常模表全部换算成标准分数（10 分）。然后在剖析图上标记出相应的点，将各点连成曲线，即可得到被试者的人格剖析图。标准 10 分以 5.5 为平均数，1.5 为一个标准差，故可以认为，标准分数 5 和 6 是平均数；1～4 分为低分特征；7～10 分为高分特征。

需要注意，对 16 种人格因素的分数不能孤立进行解释，因为每种因素分数高低的意义及重要性均受到其他因素的高低或全部因素的组合方式的影响。因此，要根据个体的人格剖析图进行解释。

（三）明尼苏达多项人格量表

明尼苏达多项人格量表（MMPI）由美国明尼苏达大学哈萨威和麦金利 1940 年编制而

成,1945 年正式出版,1966 年进行修订。该量表偏重病理人格方面的测量,选择内容比较广泛,自问世以来,应用非常广泛。1980 年,我国宋维真等完成了 MMPI 量表的修订工作,并制定了全国常模。

1989 年布契尔等对 MMPI 进行修订,称 MMPI-2。MMPI-2 已引入我国,2003 年完成手册编制及计算机化操作。MMPI-2 更加适应现代人的心理特征,应用范围更加广泛,主要适用于精神疾病的辅助临床诊断、司法鉴定、心理治疗和心理咨询、人才选拔、特殊技能军事人员的选拔与训练、社会问题、跨文化心理研究等,且其适用范围还在不断扩展之中。该量表的优点是较为客观和系统,不足之处是对诊断的鉴别力较差,还受教育及社会文化背景的限制。

MMPI-2 提供了青少年和成人常模,可用于 13 岁以上青少年和成人。既可个别施测,也可团体测查。测验形式有纸笔测验及计算机化测验两种,包含 550 个题目,临床中常用其中的 399 个题目。测验分 14 个分量表,其中 4 个是效度量表(包括疑问、掩饰、诈病、校正)、10 个临床量表(包括疑病、抑郁、癔症、病态性偏离、性向、偏执、精神衰弱、精神分裂、轻躁狂、社会内向)。各个量表简要介绍如下:

1. 效度量表

(1) 未答项目数(Q):可用"?"表示被试者不能回答的题目数。反映受试者对心理测验的合作态度。如分数大于或等于 30,表示测验结果无效。

(2) 掩饰量表(L):测量被试者是否愿意合作、是否愿意坦诚承认自己存在的缺点和不足。

(3) 伪装量表(F):测量任意回答倾向。

(4) 校正量表(K):测量过分防御或不现实倾向。

2. 临床量表

(1) 疑病量表(Hs):测量被试者疑病倾向及对身体健康的不正常关心。高分表示被试者有许多身体上的不适、不愉快、自我中心、敌意、寻求注意等。

(2) 抑郁量表(D):测量情绪低落、焦虑问题。高分表示情绪低落,缺乏自信,有自杀观念,有轻度焦虑和激动。

(3) 癔症量表(Hy):测量被试者对心身症状的关注和敏感、自我中心等特点。高分反映被试者自我中心,自大、自私,期待别人给予更多的注意和爱抚,与他人的关系肤浅、幼稚。

(4) 精神病态性偏倚量表(Pd):测量被试者的社会行为偏离特点。高分反映被试者脱离一般社会道德规范、无视社会习俗,社会适应差,冲动敌意,具有攻击性倾向。

(5) 男性化或女性化量表(Mf):测量男子女性化、女子男性化倾向。男性高分反映敏感、爱美、被动等女性倾向;女性高分反映粗鲁、好攻击、自信、缺乏情感、不敏感等男性化倾向。

(6) 偏执性人格量表(Pa):测量被试者是否具有病理性思维。高分提示被试者常表现多疑、过分敏感,甚至有妄想存在。平时的思维方式是容易指责别人而很少内疚,有时可表现强词夺理、敌意、愤怒,甚至侵犯他人。

(7) 精神衰弱量表(Pt):测量精神衰弱、强迫、恐怖或焦虑等神经症特点。高分提示有强迫观念、严重焦虑、高度紧张、恐怖等反应。

(8) 精神分裂性人格量表(Sc):测量思维异常和古怪行为等精神分裂症的一些临床特点。高分提示被试者行为退缩,思维古怪,可能存在幻觉、妄想,情感不稳。

（9）躁狂症量表（Ma）：测量情绪紧张、过度兴奋、夸大、易激惹等轻躁狂症的特点。高分反映被试者联想过多过快，夸大而情绪高昂、易激惹，活动过多，精力过分充沛、乐观、无拘束等特点。

（10）社会内向量表（Si）：测量社会化倾向。高分提示被试者性格内向，胆小退缩，不善于社交活动，过分自我控制等；低分反映被试者性格外向。

通过单个或组合效度量表的分析，能够初步判断测试结果是否有效。如果判断测验结果有效，下一步即评定及分析被试者在 10 个临床量表上获得的分数。MMPI-2 临床量表均采用 T 分形式，每个量表 T 分数分布的平均数为 50 分，标准差为 10 分。常模的区分点为 60 分，凡高于或等于 60 分的量表 T 分便具有了临床意义。

（四）投射测验

投射一词源于精神分析理论，从这一理论出发，认为通过某种无确定意义的刺激情境可以引导人们将隐藏在内心深处的欲望、要求、动机冲突等内容不自觉地投射出来，通过分析以了解一个人的真实人格特征。投射测验正是依据这一理论，采用含糊、模棱两可的无结构刺激材料，让被试者根据自己的认知和体验进行解释、说明和联想，使主试者得以了解被试者的人格特征和心理冲突，从而将其心理活动从内心深处暴露或投射出来的一种测验。此类测验特点：测验材料无结构、测验方法间接、回答自由、可按多个变量对回答作解释。目前，最常用的投射测验是洛夏墨迹测验（RIT）和主题统觉测验（TAT）。

三、临床常用调查量表

（一）症状自评量表

症状自评量表多用于精神科，目前也越来越多地应用于心理门诊、心身疾病的调查和科研等领域。常用的自评量表有 SCL-90、SDS、SAS 和 A 型行为类型评定量表等。

> 💡 **考点提示**
> 常用的自评量表

1. 90 项症状自评量表　90 项症状自评量表（SCL-90）由迪洛格底斯 1975 年编制而成，20 世纪 80 年代引入我国。该量表由 90 个项目组成了 10 个因子（躯体化、强迫、人际敏感、抑郁、焦虑、敌意、恐怖、偏执、精神病性和一个以反映睡眠和饮食为主的附加因子），主要测查有无各种心理症状及其严重程度，能较准确评估患者的自觉症状，反映患者的病情及其严重程度。目前，量表广泛应用于精神科和心理咨询门诊，也可用于综合性医院，以了解躯体疾病患者的精神症状。

（1）适用对象：SCL-90 的适用范围较广，适用于精神科或非精神科的成年患者，但不能用于躁狂症和精神分裂症患者。

（2）评分标准：SCL-90 一般采取 1~5 分的 5 级评分标准。1 分："无"；2 分："轻度"；3 分："中度"；4 分："偏重"；5 分："严重"。

（3）评定注意事项：要求每位自测者作出独立的、不受他人影响的自我评定。通常评定一周以来的实际情况，每次评定一般在 20 分钟完成。

（4）统计指标：①因子分：因子分＝组成某一因子的各项目总分/组成某一因子的项目数。②总分：90 个项目所得分数之和。③总均分（症状指数）：总均分＝总分/90。④阳性项目数：大于或等于 2 的项目个数。

（5）评估：根据因子分、总分、总均分、阳性项目数等评分结果情况，可判断是否有阳性

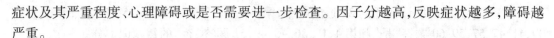

症状及其严重程度、心理障碍或是否需要进一步检查。因子分越高,反映症状越多,障碍越严重。

2. 抑郁自评量表　抑郁自评量表(SDS)由威廉 1965 年编制而成,用于衡量抑郁状态轻重程度及其在治疗中的变化。SDS 由 20 个与抑郁症状有关的项目组成。

(1) 适用对象:SDS 适用于具有抑郁症状的成年人,也可用于流行病学调查。

(2) 评分标准:SDS 采用 4 级评分法,主要评定项目所定义的症状出现的频率,其标准 1 分:"从无或偶尔有";2 分:"有时有"、3 分:"大部分时间有";4 分:"绝大部分时间有"。若为正向评分,分值依次为 1、2、3、4 分,其中项目 2、5、6、11、12、14、16、17、18、20(量表中有 * 号标志)为反向评分,即按分值 4、3、2、1 分计分。

(3) 评定注意事项:要求每位自测者作出独立的、不受他人影响的自我评定。通常评定"现在"或"最近一周以来"的实际情况,不要漏评某一项目,强调反向评分的项目。

(4) 统计指标:总分:将 20 个项目得分相加,即得到总分。标准分:总分乘以 1.25 后取整数部分;抑郁严重指数:抑郁严重指数 = 总分/80。

(5) 评估:总分:分界值为 40 分,超过 41 分可考虑筛查阳性,即可能有抑郁存在,需要进一步检查。标准分:分界值为 53 分,53 ~ 59 分为轻度抑郁;60 ~ 69 分为中度抑郁;70 分以上为重度抑郁。抑郁严重指数:指数范围为 0.25 ~ 1.0,指数越高,反映抑郁程度越重。

3. 焦虑自评量表　焦虑自评量表(SAS)由威廉于 1971 年编制而成,用于评价有无焦虑症状及其严重程度。SAS 由 20 个与焦虑症状相关的项目组成,从量表的形式到个体评分方法,与 SDS 十分相似。

(1) 适用对象:SAS 适用于具有焦虑症状的成年人。也可用于流行病学调查。

(2) 评分标准:SAS 采用 4 级评分法,主要评定项目所定义的症状出现的频率,其标准 1 分:"从无或偶尔有";2 分:"有时有";3 分:"大部分时间有";4 分:"绝大部分时间有"。若为正向评分,分值依次为 1、2、3、4 分,其中项目 5、9、13、17、19(量表中有 * 号标志)为反向计分,即按分值 4、3、2、1 分计分。

(3) 评定注意事项:要求每位自测者作出独立的、不受他人影响的自我评定。通常评定"现在"或"最近一周以来"的实际情况,不要漏评某一项目,强调反向评分的项目。

(4) 统计指标:总分:将 20 个项目得分相加,即得到总分;标准分:总分乘以 1.25 后取整数部分。

(5) 评估:总分:分界值为 40 分,总分超过 40 分可考虑筛查阳性,即可能有焦虑存在,需要进一步检查,分数越高,焦虑程度越严重。标准分:分界值为 50 分,50 ~ 59 分为轻度焦虑;60 ~ 69 分为中度焦虑;70 分以上为重度焦虑。

4. A 型行为类型评定量表　A 型行为类型量表常用由张伯源主持修订的适合我国的评定量表。

该量表由 60 个条目组成,包括三部分:①TH:包含 25 道题,反映时间匆忙感、时间紧迫感和做事快等特征。②CH:包含 25 道题,反映争强好胜、敌意和缺乏耐性等特征。③L:包含 10 道题,为回答真实性检测题。

测验时由被试者根据自己的实际情况填写问卷,在每个问题后,符合时答"是",不符合时回答"否"。

(1) TH 分值的统计:TH 的 25 道题中,第 2、3、6、7、10、11、19、21、22、26、29、34、38、40、42、44、46、50、53、55、58 题答"是"和第 14、16、30、54 题答"否"的每题记 1 分。

（2）CH 分值的统计:CH 的 25 道问题中,第 1、5、9、12、15、17、23、25、27、28、31、32、35、39、41、47、57、59、60 题答"是"和第 4、18、36、45、49、51 题答"否"的每题记 1 分。

（3）L 分值的统计:L 的 10 道题中,第 8、20、24、43、56 题答"是"和第 13、33、37、48、52 题答"否"的题记 1 分。

（4）评分指标及意义:①L 分:将该 10 道题评分累加即得 L 分。若 L 大于或等于 7,反映回答不真实,答卷无效。②TH 分:将该 25 道题评分累加即得 TH 分。③CH 分:将该 25 道题评分累加即得 CH 分。④行为总分:TH 分与 CH 分相加之和为行为总分,高于 36 分时视为具有 A 型行为特征;28 ~ 35 分视为中间偏 A 型行为特征;27 分视为极端中间型;19 ~ 26 分视为中间偏 B 型行为特征;低于 18 分视为具有 B 型行为特征。

（二）神经心理测验

神经心理测验是在现代心理测验的基础上发展起来的一种神经心理学的重要的研究方法,用于评估个体的脑功能特征,包括感知觉、运动、言语、注意、记忆、思维等,既可用于正常人,也可用于脑损伤患者的评估。该测验在临床诊断、治疗康复、预后评价及能力鉴定等方面有广泛的用途。

神经心理测验按测验形式分单项测验和成套测验两种。临床上,常把神经心理测验分为神经心理筛选测验和成套神经心理测验。

神经心理筛选测验包括:本德格式塔测验、威斯康星卡片分类测验（WCST）。

成套神经心理测验种类较多,常用由霍尔斯特德编制,赖顿加以发展而成的 H-R 成套神经心理测验（HRB）。该测验用于测查多方面的心理功能或能力状况,包括感知觉、运动、注意力、记忆力、抽象思维能力和言语功能等。测验分成人、儿童和幼儿三种形式。我国龚耀先分别于 1986 年、1988 年和 1991 年对其进行了修订。中国修订的成人 HRB 包括 6 个重要的测验（范畴测验、触摸操作测验、节律测验、手指敲击测验、语声知觉测验、连线检查）和 4 个检查（失语甄别检查、侧性优势检查、握力测验、感知觉障碍检查）。

 本章小结

　　心理评估的目的是对各种正常或异常的心理现象进行客观或量化描述,为实施心理咨询、心理治疗等提供前提和基础。心理评估是指依据心理学的理论和方法对所观察的心理现象及行为特征进行客观描述和评价的过程。主要方法有观察法、访谈法和心理测验法等,其中心理测验法是最常用的评估方法。心理测验法是在标准情境下对个体的行为样本进行客观分析和描述的一类方法,应具备有标准化、常模、信度、效度 4 个条件。心理测验可分为智力测验、人格测验、评定量表、神经心理测验、职业咨询测验等。智力测验最常用韦氏智力量表;人格测验常用有 EPQ、16PF、MMPI;临床常用调查量表有 SCL-90、SDS、SAS 和 A 型行为类型评定量表等。

（荆正生）

 目标测试

选择题

1. 心理评估常用的方法不包括

A. 晤谈法   B. 调查法   C. 实验法

D. 作品分析法   E. 心理测验法

2. 不属于心理评估的作用是

  A. 单独或辅助作出心理或医学诊断

  B. 指导制定心理障碍或医学疾病的防治措施

  C. 为估计心理障碍或医学疾病预后提供依据

  D. 医学科学或心理学研究的方法

  E. 是治疗精神疾病的一种方法。

3. 使用观察法作心理评估时，时间一般不超过

  A. 半小时   B. 1 小时   C. 1.5 小时

  D. 2 小时   E. 3 小时

4. 反映一个测量工具的可靠性是指该测验的

  A. 信度   B. 效度   C. 样本

  D. 常模   E. 误差

5. 反映标准化心理测验真实性的技术指标是

  A. 样本量   B. 常模   C. 标准差

  D. 信度   E. 效度

6. 心理测验工作应遵守的原则为

  A. 真诚、中立、回避   B. 自强、自立、自省   C. 信度、效度、常模

  D. 客观、保密、标准化   E. 关爱、同情、理解

7. "比奈-西蒙量表"属于一种

  A. 智力测验   B. 人格测验   C. 神经心理测验

  D. 评定量表   E. 投射测验

8. EPQ 是指

  A. 明尼苏达多相人格调查   B. 卡特尔 16 项人格因素问卷

  C. 洛夏墨迹测验   D. 艾森克人格问卷

  E. 主题统觉测验

9. 受试者根据自己的理解和感受对一些意义不明的图像、墨迹做出回答，借以诱导出受试者的经验，情绪或内心冲突，称为一种

  A. 智力测验   B. 投射测验   C. 运动测验

  D. 感知测验   E. 人格测验

10. SCI-90 是属于下列哪种心理测验

  A. 智力测验   B. 神经心理测验   C. 评定量表

  D. 职业咨询测验   E. 人格测验

第六章　心理咨询与心理治疗

学习目标

1. 掌握：心理咨询的技术；支持性心理疗法。
2. 熟悉：心理咨询的范围、形式和手段；心理咨询的程序；心理治疗的分类；行为疗法、人本主义疗法。
3. 了解：心理咨询的概念；心理治疗的概念、分类、程序及原则；精神分析疗法。

第一节　心 理 咨 询

案例

　　一位女来访者对心理咨询师诉说自己总是入睡困难，心神不定，咨询师问到她的人际关系时，她谈到了男友。当提到不久以后他们就要结婚时，女来访者的眉头快速地抖动了几下。这一不协调动作引起了咨询者的重视，觉着这皱眉背后可能有什么文章。

　　咨询者详细询问她与男朋友各自的情况和家庭背景，事情才开始明朗起来。她自小父母离异，与母亲相依为命，母亲经常给她灌输了男人不可靠的思想。当他们开始谈婚论嫁时，她开始出现失眠、心神不宁的症状。后来她知道男朋友要出国时，症状表现得更加明显。

　　请问：在这个案例中，咨询者都用了哪些咨询技术？

一、心理咨询的概念

（一）心理咨询的概念

　　"咨询"一词来源于拉丁语，有商量、讨论、征求意见等意义。心理咨询是咨询者运用心理学的理论和方法，对心理适应方面出现问题并企求解决问题的来访者提供心理援助的过程。咨询者与来访者就心理方面存在的问题，进行诉说、商讨和询问，在咨询者的启发和帮助下，在良好的人际关系氛围中，找到产生心理问题的原因，辨明心理问题的性质，寻求摆脱心理困扰的条件和对策，达到恢复心理平衡、提高社会适应能力、增进身心健康的目的。

（二）心理咨询应强调的几个基本要素

　　1. 心理咨询解决的是来访者心理或精神方面存在的问题，而不是帮助他们处理生活中的具体问题。例如一个因夫妻关系困扰的妻子希望咨询人员能找她的丈夫谈一谈；一个学

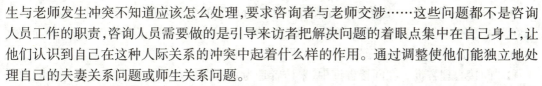

生与老师发生冲突不知道应该怎么处理,要求咨询者与老师交涉……这些问题都不是咨询人员工作的职责,咨询人员需要做的是引导来访者把解决问题的着眼点集中在自己身上,让他们认识到自己在这种人际关系的冲突中起着什么样的作用。通过调整使他们能独立地处理自己的夫妻关系问题或师生关系问题。

2. 心理咨询不是一般的助人行为,它是运用心理学的知识、理论、方法从心理上为来访者提供帮助的活动。咨询者必须是经过专业训练的职业人员。心理咨询是一种有目的、有意识的职业行为,而不是人与人之间的一般交往和关系。

3. 心理咨询强调良好的人际关系氛围。是否能够建立这样一种人际关系,取决于咨询者的基本态度和技巧。咨询者对来访者应该始终保持真诚、尊重以及中立的态度,并采用一系列的技巧去表达自己的这种态度。

4. 心理咨询是一个学习和成长的过程。这种学习和成长主要表现为来访者人格方面的成长和完善。也就是说,通过咨询去帮助来访者自强、自立、自助,帮助他们全面了解自己,引导他们以更积极的视角看问题,挖掘和利用他们已有的心理资源去面对和解决他们的心理问题和现实困难。

5. 寻求心理咨询是基于来访者心理需要的自愿行为。只有他们感到自己的心理困扰,并且愿意去寻求心理咨询的帮助,咨询才有意义。否则,如果强迫其进行心理咨询,会给咨询带来很大的困难。

二、心理咨询的对象和形式

(一)心理咨询的对象

一般来说,心理咨询面对的是能意识到自己的问题、有求助动机、能通过咨询双方言语的相互作用找到解决问题途径的人。心理咨询的对象主要包括以下几个方面:

1. 情绪障碍 如焦虑、抑郁、恐怖、紧张等情绪问题的原因分析、对策指导,解除疑虑,消除心理危机,树立信心等。

2. 心身疾病 如高血压、冠心病、消化性溃疡、支气管哮喘等心身疾病的病因、预防及治疗等问题的咨询,帮助病人了解心理社会因素对此类疾病的影响作用,教会其解决心理社会问题的方法。

3. 对各种心理障碍作出初步诊断。

4. 恋爱、婚姻、家庭问题的指导 如指导如何正确恋爱、调适婚姻,以及失恋、婚姻破裂、家庭冲突的问题解决指导;性功能障碍、性变态等的指导;计划生育和子女教育问题指导等。

5. 学习和学校生活指导 如学习方法、学习效率提高指导;学习障碍问题等(多动、注意缺陷障碍、注意分散、记忆减退等)指导;新学校环境适应、师生、同学关系调适等。

6. 职业选择、职业适应、职业压力及职业效率问题指导。

7. 不同年龄期的心理卫生指导 如儿童生长发育、青春期、中年期、老年期心理卫生知识宣教、缺陷、弱智儿童智力开发、儿童不良行为矫正等。

心理咨询的对象不包括精神病人。但精神病人经过临床治愈后,心理活动基本恢复正常,这时心理咨询的介入才具有真实价值。

(二)心理咨询的形式

心理咨询的形式多种多样,常见的有:

1. 直接心理咨询　主要是针对来访者自己所遇到的个性发展、社会适应、人际关系及家庭沟通等问题进行心理方面的辅导。通过咨询,使来访者理解认识当前面临的现实问题、解除心理方面的疑虑和困惑、学会应对问题的方法和技巧。

2. 间接心理咨询　在间接咨询中,来访者是为其亲朋好友或其他人的心理行为问题进行咨询,希望通过咨询了解他们问题的性质和可能解决的途径,从而间接地给予帮助。它往往是直接咨询的一种预备和补充形式。由于咨询中咨询者只能间接地获得有关信息,又需要由中间人转告应对处理的建议,所以咨询者把握好与来访者的间接咨询关系,以及正确地处理信息和进行合理有效的间接干预就显得十分重要。

3. 个别心理咨询　通过来访者和咨询者面对面的谈话,给予来访者直接的支持、辅导和帮助。个别咨询由于保密安全、沟通深入、针对性强、操作规范,相互配合,所以咨询的效果比较好,这是心理咨询中的最常用的形式。

4. 集体心理咨询　咨询者把具有同类问题的来访者分成若干小组或较大的群体,对他们关注的问题进行集中咨询。这种方法较个别咨询节省时间和精力。集体咨询中的氛围和相互交流能产生积极的互动效应,促进每个成员的心理调适。由于有些来访者不愿在公众场合暴露自己深层次的想法,加上他们的心理问题又有自己的特殊性,所以集体心理咨询会有一定的局限性。集体心理咨询的应用有其专门的适应范围,咨询者必须恰如其分地运用。

5. 信件咨询和专栏咨询　心理咨询机构通过信件或在报纸杂志上开设的专栏对求助者所提出的问题请专家给予答复。这个方法不受时间场所的限制,对普及心理健康知识有着重要的积极意义。但是,因信件中所含的信息量比较少,往返交流的周期也较长,因此往往难以有针对性地解答每个人的特殊问题,实际效果受到一定的限制。

6. 电话咨询和网上咨询　通过电话和网络通讯的交流方式对求助者解答、解释、支持、鼓励和提供解决问题的建议,这对于缓解来访者情绪的应激反应和干预心理危机能起到及时、明显的效果。

第二节　心理咨询的程序和技术

一、心理咨询的程序

心理咨询是一个过程,需要运用心理学的原理、方法和技术,遵循一定程序进行。一般在心理咨询过程中,包括以下几个阶段:

(一)资料的搜集

临床资料是我们进行心理咨询工作的基本依据。不管进行何种形式的咨询,第一步必须先搜集资料。通过摄入性会谈了解来访者的病史、健康史、工作状况和家庭状况等;通过观察了解来访者的人格和情绪特征;通过心理测验初步分析发现的问题。在搜集资料的过程中用心倾听尤其重要。在听的过程中,咨询者要善于通过具体事件、情节来把握关键信息。

(二)初步诊断

咨询者对搜集来的资料进行整理和分析后,必须对来访者的心理问题和行为问题的严重程度进行大致的判断,基本确定来访者心理活动的薄弱环节。对来访者心理问题的严重程度及当前的一般心理健康水平予以评估,对某些含混的临床表现进行鉴别诊断。

（三）心理咨询方案的制定

咨询方案是心理咨询实施的完整计划。方案必须按照心理问题的性质、采用的治疗方法、咨询的期限、步骤和计划中要达到的目的等具体情况来制定。所以，每一次的方案会有一定的区别，但不管具体方案有怎样的区别，其一般原则和基本程序是一致的。

（四）咨询方案的实施

这是心理咨询最核心、最重要的阶段，咨询者的主要任务是帮助来访者分析和解决问题，改变其不当的认知、情绪或行为。咨询者根据自己的理论倾向，针对来访者的问题选择适当的咨询技术探寻潜意识，改变认知，矫正行为。

（五）咨询效果的评估

在咨询的过程中要不断地总结效果，及时进行调整咨询方案。结束时的效果评定是对整个咨询过程效果更全面、更重要的评价。一个比较理想的咨询过程，其初期效果表现为自觉状态的改善，中期效果表现为行为的好转，后期效果表现为人格趋于成熟、完善。

二、心理咨询的技术

（一）参与性技术

参与性技术包括倾听、鼓励和重复技术、非言语行为的理解与把握、开放式询问与封闭式询问、内容反应、情感反应、具体化、参与性概述。下面着重介绍其中的几种：

1. 倾听 倾听是心理咨询的第一步，是建立良好咨询关系的基本要求。倾听既可以表达对来访者的尊重，同时也能使对方在比较宽松和信任的氛围下诉说自己的烦恼。倾听时咨询者要认真、有兴趣、设身处地地听，并适当地表示理解，不要带偏见和框框，不要做价值评判。可以通过言语或非言语的方式对来访者的倾述做出反应，比如"嗯"、"好啊"、"是的"、"然后呢"等，以及点头、微笑等动作。倾听不仅用耳朵，更要用心。不但要听懂来访者通过言语、表情、动作所表达出来的东西，还要听出来访者在交谈内容中所省略的和没有表达出来的内容或隐含的意思，甚至来访者自己都没意识到的东西。

善于倾听，不仅在于听，而且还要有参与和适当的反应。反应可以是言语的也可以是非言语的。反应的目的是为了向来访者表达咨询者的倾听态度，鼓励来访者叙述，促进咨询关系，同时也可以促进咨询者对来访者的理解和来访者的自我了解。

2. 鼓励和重复技术 鼓励是直接地重复来访者的话或通过一些词语如"嗯"、"还有吗"等，强化来访者叙述的内容并鼓励其进一步讲下去。鼓励除促进会谈继续外，另外一个功能是通过对来访者所述内容的某一方面作选择性关注而引导会谈朝着某一方向作进一步深入。

3. 非言语行为的理解和把握 正确把握非言语行为并妥善运用，是一个优秀咨询人员的基本功。非言语行为能提供许多言语不能直接提供的信息，甚至是来访者想要回避、作假的内容，咨询者可以通过对非言语行为的理解，全面了解来访者的心理活动，也可以更好地表达对来访者的理解和支持。

一般情况下，一个人的非言语行为所暴露的信息应该和言语表达的意义一致。但是两者有时也会出现不一致。比如一位母亲诉说她的儿子是如何不听话、打架、总是给自己添麻烦，然而她的脸上一直带着一种欣赏般的笑容，咨询者要分析为什么会出现不一致？来访者的真实想法是什么？抓住这种不一致，有时就会发现心理问题的根源。

4. 开放式提问和封闭式提问 心理咨询中主要有开放式提问和封闭式提问两种方式。

一般情况下,交谈之初的提问最好采取开放式的。开放式提问常以"什么""为什么""能不能"等词开头。如"你能不能给我讲讲你的家庭成员呢?""你为什么这么害怕黑夜呢?"等。这样的提问能让来访者对有关事件给予较详细的反应,可以引出更多话题。在交谈之初有利于咨询者深入了解来访者的内心世界,得到更多信息,以便准确判断来访者的症结所在。值得注意的是,开放式提问应该建立在良好咨询关系的基础上。没有良好的咨询关系,这种提问就容易使对方产生疑虑,有被窥探的感觉,即使来访者对问题能做出回答,其真实思想也许仍有很大程度的保留。另外,咨询者的神态、询问的语气等也是应该注意的。即使是对同一个问题由于咨询者不同的语气和神态,来访者也会产生不同的感受从而影响到咨询效果。

封闭式提问通常使用"是不是""对不对""要不要""有没有"等词,而回答也是"是""否"式的简单答案。如"我们回到刚才讨论的考试紧张问题,好不好?""你现在最担心的是不是这件事?"这种询问常用来收集资料并加以条理化,澄清事实,获取重点,缩小讨论范围,缩短时间。封闭式提问一般在来访者的叙述偏离正题,咨询者希望控制咨询进程,左右谈话的方向和内容,验证自己的判断是否准确等情况下使用。

开放式提问与封闭式提问各有其特点,在咨询中,只要善于运用,二者会相得益彰,增强咨询效果。

5. 参与性概述 所谓参与性概述就是咨询者把来访者的言语和非言语行为包括情感等综合整理后,以提纲挈领的方式回应来访者。如咨询者可以这样说:"下面我把你讲的意思概括一下,你看是不是这样?"参与性概述可使来访者有机会再一次回顾、整合自己的叙述;可使咨询者有机会检验自己的理解是否准确;协助来访者产生新看法,设定处理问题的新目标;使面谈有一个暂时喘息的机会;同时还可用于转移话题,或进入新的主题。

（二）影响性技术

影响性技术包括面质、自我开放、非言语行为的运用、解释、指导、情感表达、内容表达、影响性概述。下面着重介绍其中的几种。

1. 面质 面质又称质疑、对质、对抗、正视现实等,是指咨询者指出来访者身上存在的矛盾。咨询中常见的矛盾有以下几种:言行不一致、理想与现实不一致、前后言语不一致、咨访意见不一致。咨询中使用面质的目的在于协助来访者对自己的感受、信念、行为及所处境况的深入了解;在于激励来访者放下防卫和掩饰心理来面对自己;在于促进来访者实现言语与行动的统一、理想自我和现实自我的一致。

2. 自我开放 自我开放也称自我暴露、自我表露,指咨询者将自己的情感、思想、经验与来访者共同分享。自我开放可以建立并且促进咨询关系,使来访者感到有人分担他的困扰和烦恼,感受到咨询者也是普通人,借助咨询者的自我开放来实现来访者的更多开放。

自我开放一般有两种形式,一种是咨询者把自己对来访者的体验感受告诉来访者。一般来说,积极、正面、赞扬性的信息能使来访者得到正强化,使来访者愉悦并受到鼓励,但传达的信息必须是实际的、适度的、真诚的,否则会适得其反;一种是咨询者暴露与来访者所谈内容有关的个人经验。一般说来,自我开放应该比较简洁,因为目的不在于谈论自己,而在于借自我开放来表明自己理解并愿意分担来访者的情绪,促进其更多地自我开放。咨询者的自我开放不是目的而是手段,应始终把重点放在来访者身上。

3. 非言语行为的运用 言语表达是咨询双方交流信息、沟通感情、建立关系的基本条件之一,也是帮助来访者的主要工具之一,因此言语行为在咨询过程中占有主要地位。但是在咨询过程中也会有很多非言语行为出现,对言语内容进行补充和修正,在咨询过程中起着非常重要的作用。非言语行为有目光注视、面部表情、身体语言、声音特质、距离空间、衣着及步态等几种。下面介绍几种非言语行为。

(1)目光注视:在传递信息的过程中,眼睛是最重要的,它可以传递最细微的感情。眼睛应注视对方的哪些部位为好?一般来说,目光大体在对方的嘴、头顶和脸颊两侧这个范围活动为好,给对方一种舒适的、很有礼貌的感觉。

(2)面部表情:面部表情与人的情绪息息相关,一个人内心的喜怒哀乐都在脸上表露出来。观察一个人的非言语行为主要集中在面部表情上,目光注视也是面部表情的一部分。

(3)身体语言:咨询者和来访者的身体、手势的运动和位置在相互沟通中起着重要作用。他们的变化往往能反映咨询状况的某种变化。如在咨询过程中,咨询者会发现来访者移动身体,把脚及整个身体对着门口,这个姿态很可能是来访者想结束交谈,他的体态正是想表达:我想离开。

4. 影响性概述 所谓影响性概述就是咨询者把在咨询过程中自己所叙述的主题、意见、建议等经过组织整理,以简明扼要的形式表达出来,让来访者更清楚咨询者谈话的重点,串联有关的信息,有时还可以起到过渡、转换话题的作用。如"下面我把我刚才讲的内容概括一下……"

影响性概述与前文所讲参与性概述,既有区别又有联系,影响性概述表达的是咨询者的观点,参与性概述要表达的是求助者叙述的内容和意思,相比较而言影响性概述比参与性概述更为积极、主动。但无论是影响性概述,还是参与性概述,它们都可以用在一段时间谈话后、要转入另一个主题前或一次咨询结束前。影响性概述还可以放在一个阶段或者整个咨询结束时。咨询者根据需要对来访者所述内容已基本清楚,就可适时进行参与性概述。咨询者有必要对自己讲的内容作一个总结回顾,加深对来访者的影响,就可适时进行影响性概述。

影响性概述与参与性概述既可以单独使用,也可联合使用,先对来访者的叙述内容作一概述,总结来访者的主要问题、原因,以及双方已经进行的工作,再把咨询者的意见进行概述。这样整个过程脉络清晰、条理分明,有利于来访者加深印象,增强咨询效果。

第三节 心理治疗

 案例

求助者女性,28岁,医师,因害怕花圈来求治。

体检未见明显异常,经认真协商达成治疗协议。

在一间狭小的治疗室里,四壁贴上花圈的图案,室内放置十几个大花圈。中间桌子上堆满小花圈。求助者进入室内,呼吸加深加快,全身战栗,手足无措。突然,哀乐响起,求助者想返回退出,但门窗关闭,无路可逃。求助者尽量躲避花圈,无奈房间狭小,大小花圈近在咫尺,求助者大汗淋漓,呼吸急促,喘息不止,跌坐椅上。40分钟后,颤抖慢慢减轻,呼吸逐渐平稳,虽一脸疲惫,但如释重负。

请问:心理咨询者运用的是哪种心理治疗方法?

一、心理治疗的概念

（一）心理治疗的概念

心理治疗又称精神治疗,是指以彼此良好的关系为前提,以心理学的理论体系为指导,应用心理学的知识和技术对患者的心理或行为问题进行矫治的过程。

（二）心理治疗的对象

在不同学派理论的影响下,心理治疗方法各异,适应对象也有所不同。我们必须根据不同心理障碍和治疗对象的条件,选择最佳心理治疗方法。一般认为,心理治疗的对象如下:

1. 社会心理应激引起的各种适应性心理障碍 如一个人因不能处理好人际关系等原因,而表现为心境不悦、自责自卑、悲观失望等,常常需要进行心理治疗;遭受突然的生活事件刺激表现急性心理障碍时也可使用心理治疗。

2. 综合医院临床各科的心理问题 慢性疾病患者患有躯体疾病而无求治欲望或治愈信心,甚至将自己疾病看得过分严重,或者躯体疾病患者的心理反应等,都需要用个别心理治疗,通过安慰、支持、劝慰、保证、疏导和调整环境等方法来帮助患者认识疾病的性质、治愈效果等有关因素,调动患者的积极主动性以战胜疾病。

3. 心身疾病 常见的心身疾病如冠心病、原发性高血压、心律失常、支气管哮喘、消化性溃疡、溃疡性结肠炎、心因性肥胖症、偏头痛、雷诺氏病以及类风湿性关节炎等,均可使用松弛疗法、默想训练和生物反馈治疗等方法。

4. 精神疾病 如神经衰弱、癔症、强迫症、恐怖症、焦虑症、抑郁性神经症和疑病症等。精神分裂症恢复期的心理治疗也很重要,目的是帮助病人提高对疾病的认识,促进自知力的恢复,巩固疗效以防止复发。

5. 各类行为问题 性行为障碍、人格障碍、酒精依赖、口吃、遗尿等都可以通过心理治疗来进行矫正。

二、心理治疗的分类

心理治疗的种类繁多,单从某一角度来分类,很难概括全面。根据国内、外有关著作及教科书中的资料,从以下四个方面进行分类。

（一）依据学派的理论对心理治疗进行分类

主要的学派理论有精神分析理论,行为主义学习理论、人本主义理论和认知理论,依次可将心理治疗分为:

（1）建立在精神分析理论基础上的心理疗法,最早是由弗洛伊德创立的,称为精神分析疗法。

（2）建立在行为主义学习理论基础上的心理疗法,源于桑代克的学习理论和巴甫洛夫、斯金纳的条件反射原理,称行为疗法或行为矫正。行为疗法常见的有:放松疗法、系统脱敏疗法、暴露疗法、厌恶疗法、正强化技术等。

（3）建立在人本主义理论基础上的心理疗法,在人本主义理论基础上发展的心理疗法有很多种,最著名的是罗杰斯的人本主义疗法,又称来访者中心疗法,其他如存在主义疗法和完形疗法也属于此范畴。

（4）建立在认知理论基础上的心理疗法称之为认知疗法。认知疗法源于艾利斯和贝克的认知理论,主要着眼点放在患者非功能性的认知问题上。

（二）根据心理现象的实质对心理治疗进行分类

可将心理治疗分为如下三种：

（1）言语治疗或言语心理治疗。

（2）非言语心理治疗。

（3）行为疗法或行为矫正。

（三）根据治疗者与病人的沟通方式对心理治疗进行分类

可将心理治疗分为下列两种：

（1）个别（个体）心理治疗。

（2）集体心理治疗。

（四）根据病人意识范围的大小对心理治疗进行分类

可将心理治疗分为以下三类：

（1）觉醒状态下的心理治疗（或觉醒治疗）。

（2）半觉醒状态下的心理治疗（或半觉醒治疗）。

（3）催眠治疗。

三、心理治疗的程序

心理治疗是按照一定规范进行的有序操作。不同心理学派对心理治疗的程序有不同的观点，综合各家观点，心理治疗过程一般可分为以下几个阶段。

（一）心理诊断阶段

这个阶段的主要任务是搜集来访者的基本资料、明晰其存在的主要问题并建立良好医患关系，制定治疗的目标。这一阶段分为以下几步：

1. 建立医患关系　心理治疗主要依赖于来访者与治疗者之间能否建立起互相依赖、合作无间的关系，在此基础上进行心理治疗。医患关系的建立和发展，是因为来访者遇到了自己无法独立解决或无法通过其他途径加以解决的难题，来访者感到他需要特别的帮助或支持。因此，医患关系强调来访者必须对自己的心理境况感到不满，而主动要求取得这种帮助。

2. 收集资料　这一步骤的主要任务是深入收集与来访者及其问题有关的资料，明晰"主要问题"。一般说来，治疗者收集的资料越多，对下一阶段进行心理诊断就越有利。所谓"主要问题"，就是来访者最关心、最感到困扰和需要改善的问题。

3. 进行初步诊断　这一步的主要任务是对来访者的心理问题及造成此问题的原因进行分析和确认。此外，是否打算继续接待来访者并给予治疗，也是治疗者需要确定的。并非所有的来访者都适宜进行心理治疗，因此需要慎重决定治疗的适合性。也就是说，来访者的精神状况必须没有错乱，并患有明显的心理疾患和障碍，且愿意接受治疗者，才适合于心理治疗。

4. 确立治疗目标　在进行心理治疗时，治疗者要在完成心理诊断的基础上，与来访者共同制定治疗目标。即让来访者明确：通过治疗，希望解决什么问题，应有什么改变，达到什么程度等。

（二）帮助和改变阶段

这是治疗中的重要阶段，直接决定着治疗的效果。在这一阶段运用何种方法，使来访者产生何种变化，与来访者及其所面对的问题有关。

1. 治疗者的责任　治疗者的角色是提供一种对来访者有利的外在环境和良好的人际关系，对来访者的心理问题提出某些说明、解释、意见和建议。通过领悟和学习，促进来访者的改变和成长,帮助来访者自己成为自己的治疗者。

2. 领悟 在治疗阶段,治疗者往往可以帮助来访者重新审视自己内心与问题有关的"情结",并帮助对方达到某种程度的领悟。

3. 支持 治疗者通过给来访者以正强化,以及通过给来访者指明在某一事件或情境中应抱有的积极、有益的方式,通过真诚的对来访者好的行为的鼓励和支持等方式来减轻焦虑,促进来访者积极行为方式的增长。

(三)结束阶段

心理治疗实施一段时间,当得到满意的治疗效果后,随即应进入结束阶段。在结束阶段应注意如下几点:①综合所有资料、作结论性解释。②帮助来访者举一反三,学习应用治疗经验。③准备结束,接受离别。

总之,心理治疗是一个目标明确的过程,是由不同的阶段、步骤组成的。各阶段之间相互重叠、相互关联,是一个完整的统一体。

四、心理治疗的原则

心理治疗是通过密切的医患关系而进行的,所以必须始终保持医患关系处于良好的状态中。为此,不论进行何种心理治疗,治疗者均应遵守以下原则:

1. 信任性原则 治疗者与来访者能否建立和谐的治疗关系,是心理治疗能否成功的关键。因为良好和谐的医患关系是心理治疗的一个重要的前提条件。在心理治疗过程中,治疗者对来访者保持尊重、同情、关心、支持的态度,才能使来访者对治疗者建立起信任感,逐步建立增强治疗的动机,毫无保留地吐露个人心理问题的细节,接受治疗者提供的各种信息及行动指导,为正确的诊断和治疗的顺利进行提供保障。

心理治疗中的人际关系不同于生活中的人际关系,其主要特点表现在:①单向性。心理治疗关注的是来访者的问题,一切工作都是围绕来访者的利益进行的。因此,它不同于双向互利的一般人际关系。②局限性。治疗者的责任就是为来访者提供心理的帮助,不能超出这个范围。③时限性。心理治疗的目的达到后,这种关系便告结束。如果以后出现新的问题,则重新开始新的治疗关系。

2. 保密性原则 心理治疗往往涉及来访者的隐私,为保证材料的真实,保证来访者得到正确及时的指导,同时也为了维护心理治疗本身的声誉和权威性,必须在心理治疗工作中坚持保密的原则。包括治疗者不得以任何形式将来访者的具体资料公布于众,不得在公共场合作为谈话的内容。在学术活动或教学等工作中需要引用时,也应隐去来访者的真实姓名。

3. 计划性原则 无论实施何种心理治疗,都应根据事先收集到的来访者的具体资料,设计治疗的程序,包括采用的手段、时间、作业、疗程、目标等,并预测治疗过程中,可能出现的各种变化和准备采取的对策。在治疗过程中,应详细记录各种变化,形成完整的病案资料。

4. 针对性原则 每种心理治疗的技术都有一定的适应证,治疗者应根据来访者存在的具体问题(如心理问题、心身问题、行为问题或社会适应问题)的性质、程度,以及治疗者本人心理治疗技术的熟练程度、设备条件等情况,有针对性地选择治疗技术。此外,还应考虑到来访者的年龄、文化水平、职业、民族、性格以及与社会环境的关系等因素。针对性是取得治疗效果的保证,它来源于正确的分析和诊断。

5. 灵活性原则 在心理治疗过程中,治疗者应密切观察来访者的心身变化,随时准备根据新的情况灵活地变更治疗程序。

6. 中立性原则　心理治疗的最终目标是帮助来访者自我完善与成长。因此,在心理治疗的过程中,治疗者要始终保持中立的态度,帮助来访者解决自己的问题,实现助人自助的目的,而不是代替来访者作出选择或决定。

7. 综合性原则　人类疾病是各种生物、心理、社会因素相互作用的结果。因此在对某一疾病实施治疗时,应综合考虑运用多种方法相结合的形式进行治疗。如焦虑程度比较严重的来访者,在进行心理治疗的同时,可考虑使用一定的抗焦虑的药物。

8. 回避性原则　心理治疗中往往涉及个人隐私,来访者在熟人面前很难完全自我暴露,这给治疗者的诊断和治疗方案的制定设置了障碍,难以保证治疗效果。同时,治疗者也会遭遇角色冲突的尴尬,在治疗过程中难以保持中立的态度。因此,一般情况下应回避为亲友和熟人进行心理治疗。

此外,心理治疗的实施还需要一个安静、适宜、不受外界干扰的环境条件,才能保证治疗工作的顺利进行。

第四节　心理治疗常用的方法

一、支持性心理疗法

支持性心理疗法又称精神支持疗法或一般性心理治疗法。该疗法不用分析来访者的潜意识,而主要是支持、帮助来访者适应目前所面临的现实,故又称为非分析性治疗。也就是说,当来访者面对严重的心理挫折或心理创伤,如发现自己患了癌症而无法医治,或面临亲人受伤、死亡等意外事件时内心难以承受,难以控制自己的感情,精神几乎崩溃,感到手足无措,需依靠别人的"支持"来应付心理上的难关时,由治疗者提供支持帮助其应付危机。通常治疗者合理地采用劝导、启发、鼓励、同情、支持、说服、消除疑虑和保证等方式方法,帮助和指导来访者分析认识当前所面临的问题,促使其发挥自身最大的潜在能力,充分利用自身优势,正确面对各种困难和心理压力以渡过心理危机,从而达到的治疗目的。

实施支持疗法时,治疗者必须热情对待来访者,对他们的痛苦给予同情,即使他们的行为幼稚、冲动或不合情理,也要尊重他们。具体操作方法有以下几种:

1. 倾听　治疗者在任何情况下都要善于倾听来访者的诉说。这不仅是了解来访者情况的需要,也是建立良好医患关系的需要。

2. 解释　在医患之间建立起信任关系,治疗者对来访者问题的实质、来访者所具备的潜能和条件有了充分了解后,可向来访者提出切合实际的真诚的解释和劝告。

3. 建议　治疗者帮助来访者分析问题,让来访者了解问题的症结所在,并且提出意见和劝告,让来访者自己找出解决问题的办法,鼓励来访者实施。治疗者提出的建议要谨慎、有限度、有余地,否则如果来访者按建议尝试失败了,不仅对自己失去信心,而且对治疗者也会失去信心。

4. 保证　治疗者在来访者焦虑、苦恼时,尤其是处于危机时,给予保证是很有益的。治疗者在作出保证前,一定要有足够的根据和把握,使来访者深信不疑。这种信任感是取得疗效的重要保证。

5. 调整关系　治疗者多次为来访者提供支持后来访者容易对其产生依赖,治疗者需及时调整医患之间的关系,引导来访者要相信组织、亲人,更要相信自己。

精神支持疗法适合下列情况:①突然遭受严重的挫折或心理创伤,面临精神崩溃,需要依靠他人的支持和帮助以渡过心理难关。②在工作、生活中,由于长期紧张、压抑或心理矛盾所引起的焦虑、抑郁、苦闷等不良。③患有各种心身疾病或严重的躯体疾病时,对疾病的性质、危害性认识不足,缺乏信心而产生悲观失望甚至产生自杀倾向。④各类神经症患者,如焦虑性神经症、强迫性神经症。⑤患有各种顽症、绝症、恶性肿瘤的患者。

二、精神分析疗法

精神分析疗法又称心理分析疗法,是以奥地利精神科医生弗洛伊德创立的精神分析理论为指导的心理治疗方法。因为精神分析理论认为心理障碍是潜意识中的矛盾冲突引起的,所以精神分析疗法致力于挖掘来访者压抑到潜意识中的幼年创伤性经验,并把其带入到意识之中,启发来访者重新认识这些经验,

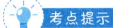

考点提示

精神分析疗法的主要技术

使潜意识的矛盾冲突获得解决,从而消除来访者的症状。精神分析疗法主要采用自由联想、梦的分析、阻抗、移情、疏泄、解释等技术。

1. 自由联想　自由联想是精神分析的基本手段。弗洛伊德认为浮现在脑海中的任何东西都不是无缘无故的,都是具有一定因果关系的,借此可挖掘出潜意识中的症结。自由联想就是让来访者自由诉说心中想到的任何东西,鼓励来访者尽量回忆童年时期所遭受的精神创伤。精神分析学说认为,通过自由联想,来访者不知不觉地打开潜意识的大门,潜意识的心理冲突可以被带入到意识领域,治疗者从中找出来访者潜意识之中的矛盾冲突,并通过分析促进来访者领悟心理障碍的"症结",从而达到治疗的目的。

2. 梦的分析　弗洛伊德认为梦是有目的、有意义的,它代表了个人的愿望及所追求的欲望的满足,但这种欲望在觉醒状态下受到压抑。所以以发掘潜意识中心理资料的另一技术就是要求来访者在会谈中也谈谈他做的梦,并把梦中不同内容自由地加以联想,以便治疗者能理解梦的外显内容(又称显梦,即梦的表面故事)和潜在内容(又称隐梦,即故事的象征意义)。

 知识链接

梦 的 来 源

一、外界刺激。例如冬天,如果一个人把脚伸出被子,脚冷了,就可能会梦见涉水过河、凉水刺骨或者在雪地里行走。

二、身体内部的生理变化。如儿童在尿床前就常梦到自己到处找厕所,却总找不到,好不容易找到了一个厕所,便尿尿,结果尿在床上了。这是尿水充满了膀胱的作用所致。

三、白天的经历或活动。人们日常生活中大脑活动非常活跃,白天的活动在大脑皮层上都会留下痕迹。在睡眠状态下,这些留下来的痕迹就进行自由地联系,这就构成了梦境。

四、儿童期的经历。清醒时早已忘记了的童年往事会成为我们梦境中的重要背景材料。比如家乡的山水树木、房舍、家居物件;童年的亲戚、朋友和伙伴;早年的生活习惯和趣事等都是梦中的常客。

3. **阻抗** 阻抗是自由联想过程中来访者在谈到某些关键问题时所表现出来的自由联想困难。其表现多种多样,如正在叙述过程中突然沉默,或转移话题等。阻抗的表现是有意识的,但根源却是潜意识中本能地有阻止被压抑的心理冲突重新进入意识的倾向。当自由联想接近这种潜意识的心理症结时,潜意识的阻抗就自然发生作用,阻止其被真实地表述出来。治疗者的任务就是不断辨认并帮助来访者克服各种形式的阻抗,将压抑在潜意识的情感发泄出来。克服阻抗往往需要很多时间。

4. **移情** 移情是来访者在沉入对往事的回忆中,将童年期对他人的情感转移到治疗者身上。移情有正移情和负移情,正移情是来访者将积极的情感转移到治疗者身上,负移情是来访者将消极的情感转移到治疗者身上。移情的发生是治疗过程中的正常现象,有利于治疗者清楚地认识来访者的心理症结。面对来访者的移情,治疗者应作出恰当的反应,以适当的节制和真诚的态度对待来访者讲述的内容。通过对移情的分析,可以了解来访者心理上的某些本质问题,引导来访者讲述出痛苦的经历,揭示移情的意义,帮助来访者进一步认识自己的态度与行为,并给予恰当的疏导,使移情成为治疗的动力。

5. **疏泄** 是通过咨询师的引导和启发,将求助者将心中积郁的苦闷和内心矛盾冲突表达出来,从而恢复心理平衡的治疗方法。通过诉说和宣泄,把内心的郁闷释放出来,心理负担和压力就会得到减轻,以防发生躯体或精神疾病。疏泄疗法既可在咨询与治疗过程中运用,也可以在正常生活中运用,做到自行疏泄。找朋友倾诉、给亲人写信、大运动量的体育活动等,都是很好的疏泄和缓释疗法。

6. **解释** 解释是精神分析疗法中最常使用的技术之一。在弗洛伊德看来,精神分析的实质就是解释,为人的行为(特别是症状)提供真实的解释。解释的目的是让来访者正视他回避或尚未意识到的东西,使潜意识中的内容到达意识层面。解释是一个逐步深入的过程,根据每次谈话的内容,在来访者自由联想及梦境内容表达的基础上,用来访者能够理解的语言让他认识到心理症结之所在。通过解释帮助来访者逐步重新认识自己,认识自己与他人的关系,使被压抑在潜意识的内容不断通过自由联想和梦的分析暴露出来,从而达到治疗的目的。解释应在对来访者充分分析的基础上,在治疗的适当的时机,用来访者能够理解的语言才能起到治疗的作用。

精神分析疗法主要适用于各种神经症的治疗。在医学治疗史上,精神分析学派第一次以心理疗法治愈了一些顽固病症并提出了相应的理论,因此被公认为心理治疗发展史上的里程碑。

三、行为疗法

行为疗法是建立在行为学习理论基础上,主要通过对个体进行训练,达到矫正适应性不良行为的一种心理治疗技术。行为疗法认为人类所有行为都是学习而来的,异常行为也是学习所得,要改变异常行为必须根据学习理论,通过观察、模仿、强化等学习方式来获得新的适应良好的行为。因此,行为治疗的目的就是要消除那些习得的不良行为和习惯。这一方法源于桑代克的学习理论和巴甫洛夫、斯金纳的条件反射原理。

行为疗法常用的具体方法有以下几种:

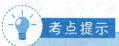

考点提示

行为疗法常用的具体方法

（一）系统脱敏法

系统脱敏法在行为治疗中占有重要地位。其基本原理是让一个原可引起微弱焦虑的刺激,在来访者面前重复暴露,同时来访者全身放松予以对抗,从而使这一刺激逐渐失去了引起焦虑的作用。系统脱敏法一般包括三个步骤。一是排列出焦虑的等级层次

考点提示

系统脱敏法适用于恐怖症、强迫症

表,即找出使来访者感到焦虑的事件,并用 0~100 表示出对每一事件感到焦虑的主观程度。其中,0 为心情平静,25 为轻度焦虑,50 为中度焦虑,75 为高度焦虑,100 为极度焦虑。然后将标出的焦虑事件按等级程度由弱到强依次排列。二是进行放松训练,以全身肌肉能迅速进入松弛状态为合格,一般要 6~10 次练习,每次需时 30 分钟,每天 1 次。三是进入系统脱敏过程,进行焦虑反应与肌肉放松技术的结合训练。系统脱敏可分为想象系统脱敏和现实系统脱敏。想象系统脱敏的过程即让来访者处于全身肌肉放松状态下,由治疗者口头描述,让来访者进行想象,从最低层开始,想象 30 秒,停止想象时报告此时感到主观焦虑的等级分数,以不感到紧张害怕为止,再进入下一个层次,如此渐进直到通过最后一个层次。系统脱敏法适用于恐怖症、强迫症。

（二）满灌疗法

满灌疗法也叫暴露疗法、冲击疗法。其基本原理是快速、充分地向来访者呈现他害怕的刺激,实际体验后他感到并不是那么害怕,恐惧感就会慢慢消除。让来访者进入自己最恐惧或焦虑的情境之中,给他一个强烈的冲击,同时不允许其采取堵耳、闭眼、哭喊等逃避行为。刺激的出现要坚持到来访者对此刺激习以为常为止。采用满灌疗法应事先将治疗方式与来访者讲清,征得同意后方可进行。满灌疗法适合于对有焦虑和恐惧倾向的来访者使用。具体运用时,要考虑来访者的文化程度、受暗示程度、导致心理问题的原因和身体状态等多种因素。对体质虚弱、有心脏病、承受能力差的来访者,要慎用这种方法。

（三）厌恶疗法

厌恶疗法又称处罚消除法,是一种通过处罚手段引起厌恶反应,来阻止和消退不良行为的治疗方法。其基本原理是,将来访者的不良行为与某些不愉快的、令人厌恶的刺激相结合,形成一个新的条件反射,用来对抗原有的不良行为,进而最终消除这种不良行为。

常用的厌恶刺激:①电刺激。②药物刺激。③物理刺激,如戒烟机、橡皮筋。④厌恶想象(如口述某些厌恶情境,然后与想象中的刺激联系在一起)。

在进行心理治疗时要注意:厌恶刺激在不良行为发生时始终存在;刺激要产生足够的痛苦水平(尤其是心理上的痛苦);治疗要持续到不良行为彻底消除,持续的时间要足够长;随时进行鼓励强化,并以来访者自我控制为主。

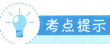

考点提示

厌恶疗法的适应证

厌恶疗法常用于治疗各种成瘾行为(药物依赖、酒精依赖、烟草依赖)、肥胖症、强迫症、性心理障碍、精神疾病等多种适应不良行为。

（四）代币法

代币法又称奖励强化法,是一种通过奖励(即强化)而形成某种期望出现的适应性行为的方法,即当来访者一出现某种预期的良好表现时,立即给予奖励,使该行为得以强化。

四、人本主义疗法

人本主义疗法是美国人本主义心理学家罗杰斯以人本主义理论为基础,于20世纪50年代提出的一种心理治疗方法。人本主义理论相信个体实现倾向的巨大推动力和个体积极成长的力量,也相信人有能力引导、调整和控制自己。因此,人本主义疗法的治疗过程就是让来访者处于治疗的中心地位,依靠调动来访者的自身潜力来治愈疾病。在治疗过程中治疗者的任务不是教育、指导和训练,而是创造一种环境和心理氛围。心理治疗的关键是治疗者对来访者的尊重和信任,以及建立一种有助于来访者发挥个人潜能,促使其自我改变的合作关系。

在人本主义疗法治疗中,主要有三种有助于建立良好关系,促进来访者心理成长的技术,它们是无条件积极尊重与接纳、坦诚和设身处地理解的技术。

1. 无条件积极尊重与接纳　这是治疗者应具有的一种最基本的态度,是指治疗者不加任何附带条件地接受或赞许来访者。不论来访者的情绪和思想多么混乱和不合理,治疗者始终对其表示关注和理解,使来访者逐渐学会以同样的态度对待自己,逐渐减少否认、歪曲的经验,更趋于认同和体验自己的即时情感和经验。

"无条件"是对来访者不加批判地接受,避免对来访者做任何评价,不给予任何诊断标签,只把来访者作为一个"人"加以尊重,接受其情感和行为。

"积极"是治疗者对来访者自己解决问题的能力表示信任。治疗者不以专家自居、不教育、不指责、不劝告,不代替来访者做决定,不替来访者承担责任。

"尊重"是对来访者关心,不试图控制来访者。而是通过认真倾听、耐心和热情来表达对来访者积极关注的情感。

然而,无条件积极尊重与接纳并不是对一切都喜欢,而是向来访者表达治疗者乐于接受来访者、理解来访者、同时关心和帮助来访者,在任何时候对来访者都以诚相待。这样使来访者能感到心灵上的共鸣,来访者把治疗者当成一个能倾听、理解并接受其思想和感受的人,感到这个世界上有人能够真正理解、关心和帮助他,愿意把他心灵深处的一切所想到的和所感受到的全部倾诉出来。

2. 坦诚　坦诚的一个主要成分就是表里如一,治疗者对自己不加任何矫饰,以自己本来的面目出现,真诚、真实、真情,不虚伪、不隐瞒、不掩饰自己的不足。治疗者会随时把自己的思想情感和行为毫无保留地反映在治疗过程中,表达出完整的自我,这种真诚必须是发自内心的。

坦诚也意味着治疗者要把自己置身于与治疗关系有关的情感经验之中,当来访者处于痛苦时要表现出关心和同情;当来访者经受外界不公正待遇时要表现出愤慨与不平;当来访者陷于困境中时要表现出不安等。真实的情绪反应可以作为治疗者表现坦诚的标志。治疗者越能意识到各种情感体验并表达出来,不管这些感情内容是积极的或是消极的,治疗就越容易取得进展。

情感的体验和表达是坦诚的最高标准,但要达到这一目标却不容易,它需要勇气和毅力,需要修炼。治疗者可以与来访者交流自己的经历、挫折和情感体验,但又不要喧宾夺主,在治疗过程中的主要对象是来访者,来访者是中心,坦诚为来访者提供了一种榜样作用。

治疗者自己的思维态度和行为的一致性,及其表达程度也影响着来访者和治疗取得进展的程度。罗杰斯对此有比较精彩的描述:"我认识到由于他自己的惧怕,他会把我看作是冷漠的、不理解他的人。我希望完全接受他的这些情感,然而我也希望我能以一种他能接受的方式表达我的真实情感而不致被他误解。最重要的是我希望他以真实的人和我交往,我也不需要介意自己的情感是否是治疗性的,如果我能在与他的关系中坦率地表现我本来的面目和我本来的感觉,于是他也许能成为本来的他,开放且毫无惧怕。"

3. 设身处地的理解和通情 治疗者能站在来访者的立场上,用来访者的眼光看待他们的问题,体会它们对来访者的意义,感受来访者的经验、情绪,体会他们的痛苦和不幸。通情反映了治疗者准确、敏捷地深入来访者的内心世界,在最深的层次上体验到来访者的情感和感受的能量。在治疗的每时每刻,治疗者都能理解和适应来访者的情感状态。

要做到通情,治疗者必须踏上一条情感旅程,与来访者的体验同步而行,但又不对此进行判断或受到他们的感染。当治疗者不仅反映来访者的情感状态,而且按照自己的情感标准去衡量来访者的情感是否合适时,通情就变成了判断。这种评价不仅不能传达设身处地的理解,而且还会使来访者变得防御。

人本主义疗法会给来访者带来什么结果呢?主要表现在五个方面:①评价现象的能力:来访者从使用别人的价值观转到了肯定自己的价值观。②防御和经验方式:来访者防御性减少,灵活性提高,先前意识不到的东西能认识了,知觉识别力增强了,敢于分析自己了。③自我概念:来访者形成了清晰、积极和一致的自我。④对别人的看法和相处方式:来访者不仅建立了积极的自我价值观,而且以乐观的眼光来评价别人。⑤人格的成熟和健全:来访者行为上成熟了,提高了对挫折的承受能力和迅速恢复的能力。

人本主义疗法不仅是一种心理治疗的方法,更主要的是一种心理治疗的思想。在临床实践中,人本主义疗法主要适用于神经症和其他有消除自身心理障碍动机的人,在国内还适用于针对正常人群的心理咨询,对于精神病来访者不适用。

 本章小结

> 本章比较系统地介绍了心理咨询和心理治疗的理论、技术和方法。重点、难点是心理咨询的技术及各种心理治疗的方法。支持性心理治疗主张通过支持、鼓励等帮助来访者分析认识问题,发挥自身优势,渡过危机达到治疗目的。经典精神分析疗法主张用精神分析方法来发掘来访者被压抑到潜意识内的心理矛盾帮助来访者治愈。行为治疗主要通过对个体进行训练,达到矫正适应性不良行为的目的。人本主义疗法治疗的过程就是让来访者处于治疗的中心地位,依靠调动来访者的自身潜力治愈疾病。

(田仁礼)

 目标测试

一、名词解释

1. 心理咨询

2. 心理治疗

二、选择题

1. 倾听时的鼓励性回应技巧中最常用、最简便的是

    A. 点头　　　　B. 目光注视　　　　C. 手势　　　　D. 言语　　　　E. 简单应答

2. 心理咨询中,鼓励技术中最常用的方法是

    A. 不断提问   B. 直接重复来访者的话   C. 及时表扬

    D. 给予奖励   E. 适时总结

3. 下列说法中不正确的是

    A. 非言语行为能够提供许多言语不能直接提供的信息

    B. 非言语行为能反映来访者想要回避或隐瞒的内容

    C. 咨询者可以利用非言语行为表达对来访者的理解

    D. 咨询者通过对非言语行为的理解,了解来访者的心理活动

    E. 非言语行为的含义是唯一的

4. 面质技术的含义是

    A. 当面质问来访者   B. 来访者对咨询者质疑

    C. 指出来访者身上存在的矛盾   D. 咨询双方当面对质

    E. 来访者对咨询者质疑

5. 自我开放的主要形式是

    A. 开诚布公地袒露自己

    B. 自觉、主动地公开个人生活

    C. 自我剖析、自我批判

    D. 暴露与来访者所谈内容有关的个人经验

    E. 来访者把自己的一切告诉咨询者

6. 系统脱敏法的步骤中不包括

    A. 学习放松   B. 列出焦虑事件   C. 排列出焦虑等级

    D. 逐级系统脱敏   E. 签订咨询协议

7. 满灌法的另一名称是

    A. 冲击疗法   B. 现实疗法   C. 系统疗法

    D 想象疗法   E. 奖励强化法

8. 厌恶疗法的厌恶刺激必须是

    A. 意外的   B. 柔和的   C. 强烈的   D. 快速的   E. 想象不到的

9. 心理治疗和心理咨询本质上是相同的,但也有下列差别

    A. 工作任务不同   B. 工作时间长短不同   C. 家庭作业

    D. 行为技术   E. 理论指导

10. 人本主义疗法治疗中,有助于建立良好关系的技术不包括

    A. 无条件积极尊重   B. 无条件接纳   C. 坦诚

    D. 设身处地理解   E. 面质

第七章 患者心理

 学习目标

1. 掌握:患者角色适应不良的表现;求医行为类型;患者的心理变化。
2. 熟悉:求医行为概念;遵医行为的影响因素;患者的心理需要。
3. 了解:患者角色概念;患者的心理反应。

患者的心理状态受疾病本身的影响,反过来心理状况又影响疾病的发生和发展。因此,认识和掌握患者的心理变化并进行有效的心理干预,是促进患者康复的重要工作环节。

第一节 患者角色

一、患者角色的概念

(一)患者的概念

患病的个体称为患者,传统的医学模式认为只有生物学病变并有求医行为或处在医疗中的人才称为患者。随着生物-心理-社会医学模式的转变,对健康和疾病的概念也有了全新的认识。患者的概念也有狭义和广义之分。狭义的患者是指患有各种躯体疾病、心身疾病、心理精神障碍的人,无论其是否有求医行为,统称为患者,也包括那些只有"病感",但在临床上未发现病理改变的人。广义的患者是指接受医疗卫生服务的所有对象,包括完全健康的人,如医疗美容求助者。

(二)病感与疾病

1. 病感 是指个体患病的主观体验,主要表现为各种躯体或心理不适。病感可源于躯体不适或躯体疾病,也可由心理社会因素所致。患者患病的主观体验与医生对疾病的实际诊断会有所不同。患病的个体会有求医行为,但并非所有的患病个体都有求医行为,有求医行为的人也不一定都是患者。有些人患有某些躯体疾病如龋齿等可能不认为自己有病;有些人也可能因为动机不良而诈病。

2. 疾病 是指由于致病因素的侵袭导致正常个体的生理、心理活动偏离常态,使机体功能不协调,社会适应性受损。疾病是致病因素和机体相互斗争的过程,结果可能是疾病痊愈,也可能是残疾,甚至个体死亡。导致疾病的因素可分为三种:

(1)环境因素:气候和地理等自然环境因素以及各种有害的物理、化学、生物学因素,如细菌、病毒感染等。

（2）心理社会因素：不良的生活环境、不和谐的人际关系、不良的行为方式等可直接或间接地伤害人的心理，产生应激反应，导致疾病。

（3）个体因素：致病基因的遗传、机体功能的代谢紊乱、自身免疫防御功能的低下等都可导致疾病。

疾病与病感既有联系又有区别。疾病是指个体的躯体或心理受到损害，表现出相应的症状或体征。而病感是一种主观体验。有病感的人不一定是真有疾病，尤其不一定是躯体疾病。而有些疾病尽管非常严重，但患者却没有病感，如恶性肿瘤的患者。病感和疾病都可导致社会功能障碍。

（三）患者角色

角色源于戏剧术语，是指在舞台上所扮演的人物。个体在生活中要承担多种社会角色，每一种社会角色都具有一定的特征性，也必须承担相应角色的义务和责任。

1. 患者角色　又称患者身份，是一种特殊的社会角色，是指处于患病状态中同时有寻求医疗的要求和医疗行为的社会角色。帕森兹 1951 年从社会学的角度，提出了患者角色的四个要素：

（1）患者可从常规的社会角色中解脱出来，减轻或免除原有的责任和义务。患病后，由于精力和活动的限制，患者可以减免平日社会角色所承担的责任，减免的程度视疾病的性质和严重程度而定。

（2）患者对陷入疾病状态没有责任。患病是超出个体控制能力的一种状态，不是患者所愿意的，患者本身就是疾病的受害者，无需对患病负责。

（3）患者负有恢复健康的责任。患病是一种不符合社会需要的状态，也不符合患者的意愿，因此患者必须有使自己尽快康复的动机和行动。

（4）患者负有寻求医疗协助的责任。患者不会因为自己有恢复身体健康的意愿，就能达到健康状态，必须依赖周围人的协助，才能使其愿望得以实现，在一定程度上需依赖他人的帮助，包括家庭、社会等；同时患者必须寻求使自己康复的医学技术的帮助，必须同医务人员合作，尽快恢复健康。

2. 患者角色的特点

（1）强烈的求助愿望：处于疾病状态中的个体，都希望摆脱疾病的痛苦，力求痊愈。因此，患者会积极寻求他人的帮助。

（2）合作意愿增强：患者都渴望尽快康复，所以都会积极接受诊断、治疗和护理，积极主动与医务人员合作，争取早日痊愈。

（3）社会角色退化：患病后，患者可以从原来的承担的社会与家庭责任、权利和义务被酌情免除，获得休息或接受医疗帮助。

（4）自控能力下降：个体患病后会自我调节能力、适应能力、控制能力均下降，需要得到照顾。

3. 患者角色的权利和义务　我国学者概括如下：

患者角色的权利：①享受医疗服务的权利。②享有被尊重、被了解的权利。③享有对疾病诊治的知情同意权利。④享有保守个人秘密的权利。⑤享有监督自己医疗权利实现的权利。⑥享有免除病前社会责任的权利。

患者角色的义务：①及时就医，争取早日康复。②寻求有效的医疗帮助，遵守医嘱。③遵守医疗服务部门的各项规章制度，支付医疗费用。④与医护人员合作，配合诊治护理工作。

二、患者角色的变化

人的一生都有进入患者角色的可能。患者原来的社会角色与患者角色越接近,就越容易接受患者的角色,称为角色适应。反之,患者原来的社会角色与患者角色差别越大,越容易产生角色适应不良。患者角色适应是指患者与患者角色的期望基本吻合。主要表现为患病后承认自己已经患病,积极接受治疗,

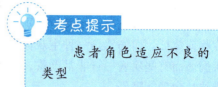

考点提示

患者角色适应不良的类型

主动采取各种措施促进健康恢复,病情好转后能及时地从患者角色转换到正常的社会角色。

(一)角色适应不良

患者角色适应不良是指患者不能顺利完成角色转变的过程。常见的角色适应不良类型有:

1. 角色缺失 是指患者未能进入患者角色。虽然医生已做出疾病的诊断,但患者不愿承认自己是患者,拒绝承担患者角色。原因可能由于承认患病就意味着社会功能下降,会影响到求学、就业及婚姻等个人切身利益;也可能是患者采用了"否认"的心理防御机制来减轻心理压力。

2. 角色冲突 是指患者角色与病前个体承担的各种社会角色所发生的心理冲突。患者常表现为焦虑、愤怒、紧张烦恼、迷茫,甚至悲伤。冲突的程度随患病种类及病情轻重而不同。这种情况多见于事业心、责任心较强的患者。

3. 角色强化 是指患者在康复过程中,由患者角色向正常社会角色转化的过程中发生阻碍,患者沉浸于患者角色,其行为与躯体症状不相符合,过分地对自我能力表示怀疑,表现出行为退缩、依赖。原因可能是由于患者采用了退化的心理防御机制来应对现实生活;也可能是患者角色满足了患者的某些心理需要,致使患者角色强化。

4. 角色消退 是指患者进入患者角色后,由于某种原因导致患者又重新承担起本应免除的社会角色责任,放弃了患者角色应承担的义务和责任,此时患者的病情并未痊愈,因此会导致患者的病情出现反复。

5. 角色异常 是患者角色适应不良中较为特殊的类型。指患者无法承受患病或不治之症带给自己的压力,对患者角色感到厌倦、苦恼、悲观、冷漠,甚至绝望,因此导致行为异常,拒绝治疗,攻击医护人员,甚至用自杀来解脱自己的痛苦。多见于慢性病长期住院的患者。

6. 角色恐惧 是指患者缺乏对疾病正确的认识和态度,而表现为对疾病的过度担忧、恐惧等消极情绪,以致对疾病的后果夸大其词,缺乏治疗信心,甚至悲观失望。因此,患者往往四处求医、滥用药物。如果疗效不好,还可能拒绝继续治疗。

7. 角色隐瞒 是指由于某种原因患者不能或不愿承担患者的角色,因而隐瞒疾病真相。如从事服务行业的乙肝患者,害怕被解雇而隐瞒病情。

8. 角色假冒 是指为获得某些利益或逃避某种社会责任与义务而诈病,假冒患者角色,其实,"患者"本身并没有疾病。

(二)角色适应不良的影响因素

影响患者角色适应的因素很多,包括患者的年龄、文化素质、自身履历、个性特征、心理素质及社会环境等。最常见的影响因素是疾病本身的性质和严重程度。患者疾病症状丰富

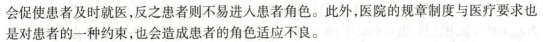

会促使患者及时就医,反之患者则不易进入患者角色。此外,医院的规章制度与医疗要求也是对患者的一种约束,也会造成患者的角色适应不良。

患者开始不愿意扮演患者角色,对医疗的要求过高或不切实际,急于根除疾病,需要在疾病的治疗和演变过程中慢慢适应,适应自己的患者角色行为,如按照医嘱配合诊治,主动采取相应措施减轻自身疾病症状和痛苦等。

医护人员应帮助患者完成从正常人角色向患者角色的转换,帮助患者熟悉医疗环境,适应患者角色。当患者康复后,帮助患者向正常人角色转换,指导患者逐渐增加活动,从身体和心理等各个方面逐步向正常人转换。

第二节　求医与遵医行为

个体在恢复健康和治愈疾病过程中,会产生一系列与医疗相关的行为。其中,求医和遵医行为是患者参与诊治过程中最主要的。

  赵先生,男,46岁。其妻5年前患肺癌去世。此后,家庭的重担完全落在赵先生一个人身上。他既要照顾年迈的父母,又要照顾即将高考上大学儿子的学习和生活起居,这令赵先生疲惫不堪。一个月前,赵先生突然感到腹部隐隐作痛,难以自持,可他仍然坚持工作和照顾家人,不肯停歇。终于有一天,腹部疼痛令赵先生难以忍受,儿子强行将其送入医院求医。

  请问:1. 赵先生采取的求医行为是哪种类型?
     2. 影响赵先生求医的原因是什么?

一、求医行为

（一）求医行为的概念

求医行为是指人意识到自己处于病态时或产生病感时寻求医疗帮助的行为。

（二）求医行为的类型

求医行为是人类进行预防疾病、治疗疾病和保持身体健康的重要行为。求医行为可分为主动求医行为、被动求医行为和强制性求医行为三种类型:

1. 主动求医行为　是指人们为治疗疾病、维护健康而主动寻求医疗帮助的行为,是大多数患者的求医行为。也可见于那些对自身健康特别关注的人、疑病症、药物依赖者。

2. 被动求医行为　是指患者无法和无能力作出求医决定和实施求医行为,而由第三者代为求医的行为。如婴幼儿患者、休克或昏迷的患者、身体垂危的患者等。

3. 强制求医行为　是指公共卫生医疗机构或患者的监护人为维护社会人群和患者本人的健康和安全而给予强制性治疗的行为。主要对象是有严重危害公众安全的传染性疾病患者、精神疾病患者和对毒品严重依赖的人。

（三）求医行为的影响因素

大致可概括为以下几个方面:

1. 年龄　婴幼儿和儿童是社会中处于被保护的角色、患病率较高、求医行为相对较多。青壮年抗病能力较强、患病率较低、求医行为相对较少。老年人抗病能力较差、患病率较高、求医行为相应增加。

2. 对疾病的认知　是指患者对疾病本身性质和严重程度等方面的认知。如感冒是生活中最常患的疾病,但由于疾病本身的严重性和危险性相对较小,人们往往不是十分重视,也往往不求医。反之,如果对蛇、狗等动物咬伤后,人们认为对生命威胁性较大,人们往往会十分重视,也会积极主动求医。

3. 人格因素　独立性较强的个体求医行为相对较少;依赖性较强的个体求医行为相对较多。

4. 文化水平　具有较高水平的人,能深刻认识到疾病的危险性,求医行为相对较多。文化水平较低、缺乏对疾病后果足够认识的人,求医行为相对较少。

5. 经济条件　经济条件好、社会地位高的人,更关心自己的身体健康,求医行为更积极主动。经济条件差、社会地位低的人,常常忽视自身的健康,或是被动求医,或短期求医。

6. 医疗条件和就医环境　具有公费医疗、医疗保险的人,以及具有相对较好的医疗水平及设施和较为便利的交通等条件,都是激发积极求医行为的条件。

二、遵医行为

(一)遵医行为的概念

遵医行为是指患者遵从医务人员的要求进行检查、治疗和预防疾病复发的行为。

(二)遵医行为的类型

一般分为两种类型:完全遵医行为和不完全遵医行为。如患者开始求医行为后,能完全服从医务人员的指导和安排,配合做好诊治,称为完全遵医行为。患者不能完全地遵从医务工作者的指导和安排,甚至拒绝配合诊治,称为不完全遵医行为或不遵医行为。

(三)影响遵医行为的因素

主要有以下几个方面:

1. 与患者对医生的信任程度有关　医生的知名度、态度和业务能力直接影响着患者对医生的信任和尊重程度,也影响到患者对医嘱的遵守程度。

2. 与疾病类型、严重程度及患者就医方式有关　急性病患者、重症患者和住院患者,遵医行为较高;慢性病患者、轻症患者和门诊患者,遵医行为较差。

3. 与患者对医嘱的理解和治疗的复杂程度有关　医学术语难以理解、服用药物种类繁杂等,往往会影响遵医行为,尤其是老年人、文化水平低、智力低下的患者。

提高患者的遵医率,需要医院、患者、社会等各方面力量的有效配合。医院应加强医院管理,医务人员应注意医嘱内容的简明扼要,通俗易懂。患者方面要增加医学卫生知识,增加对医务人员的信任度。

第三节　一般患者的心理变化

心理是客观现实在人脑中的反映。人患病之后,目光更多地关注自身躯体,同时也更关注自身的心理。

一、患者的心理需要

患者的一般心理需要包括以下几点：

（一）生存的需要

患病后，患者的基本生存需要的满足受到威胁。不同疾病及病情严重程度对生存需要的影响程度也不一样。患者最基本的生理需要还包括解除疾病痛苦和恢复身体健康。

（二）安全的需要

疾病本身就是对安全需要的威胁。患者在患病期间日常生活秩序受到干扰，会产生不安全感。不安全感促使患者体验到孤独，期盼亲人给予更多的关注和温暖。安全的需要表现为需要安静、舒适的治疗环境，安全、先进的辅助医疗设备，严格规范的医疗管理制度，技术强劲的医务工作者。

（三）爱与归属的需要

人患病后住在一个陌生的环境里，会产生强烈的爱与归属的需要。患者需要与医务人员和病友有更多的交流，需要社会、家庭及医务工作者的帮助和支持，需要更多的支持和理解。可安排患者进行适当的活动，积极调动患者的积极性。

（四）尊重的需要

由于患者常常感到自己是别人的负担和累赘，往往更需要得到人格的尊重，需要对隐私保密。患者入院后需要适应新环境，需要得到有关疾病的信息，包括了解医院规章制度、疾病的诊断和预后、治疗等。医院应建立良好的医患关系，规范医务人员的行为。

（五）自我成就的需要

患病时，自我成就的需要，主要表现为表达个性和发展个人能力，尤其是意外事件或遭受严重疾病打击的患者自我成就感受挫更严重。

总之，患者的心理需要会以各种方式表现，如得不到满足便会产生抵触行为。医务工作者应注重观察和理解患者的心理需要，根据患者的心理特点有针对性地满足。

二、患者的心理反应

案例

> 王阿婆，女，65岁。因突发心脏病住院。刚住院时，她对医院不适应，感觉医院温度高、常常心烦气躁，病友大声讲话，她也感到闹心。经常催促女儿找主管医生询问病情，对自己的病情极度紧张，有时甚至情绪低落，担心自己会有生命危险。有一天，王阿婆又出现躯体不适，她开始呻吟、哭泣，甚至喊叫，家人立刻请医生过来，医生确认阿婆没有发病。家人发现自阿婆住院后，阿婆竟然从一个原来很坚强的人，变得十分脆弱，自己能料理的事情也常依赖家人来做。
>
> 请问：王阿婆住院后的心理反应有哪些改变？

健康人的心理活动是适应社会生活，而患者的心理活动主要是关注自身的身体和疾病。患者在患病期间会有以下心理特征：

（一）认知活动改变

1. 感知觉异常　进入患者角色后，患者的主观感觉异常。患者对自然环境的变化特别敏感,对躯体反应的感受性增强,尤其对自身的感受如呼吸、血压、心跳等感觉异常敏感。由于主观感觉异常,患者会出现时间和空间知觉异常。

2. 记忆和思维能力受损 某些躯体疾病会导致明显的记忆减退。另外,患者的思维能力下降,常常会影响对客观事物的正确判断。

(二)情绪活动改变

患者患病后,临床常见的情绪活动改变有焦虑、恐惧、抑郁、愤怒等。

1. 焦虑 个体预感到威胁或发生不良后果时产生的情绪体验。主要原因有:患者对疾病诊断的担心;对各种检查和治疗的可靠性和安全性的担心;对医院陌生环境或重症监护室的担心,尤其是目睹危重患者的抢救过程或死亡的情景后。

2. 抑郁 抑郁主要表现为情绪低落、兴趣缺乏、乐趣丧失。严重的器官功能丧失、危重疾病、不能痊愈的疾病更容易导致患者情绪抑郁。

3. 愤怒 患者往往认为得病对自己是不公平的、不走运的,加之疾病带给患者的痛苦,使患者感到愤怒。同时,治疗的受阻或病情恶化、医患冲突等,都会使患者产生愤怒。愤怒常伴随攻击性行为,指向医务人员和亲人,也可指向自身,表现为患者的自我伤害或惩罚,如拒绝治疗,甚至破坏正常的治疗秩序。

(三)意志活动的改变

1. 顺从依赖 依赖是患者进入角色后产生的一种退化。患者总担心别人会冷落自己,希望亲人多多陪伴。行为上变得幼稚、顺从、依赖,要求别人更多的关心和呵护。当躯体不适时会发出呻吟、哭泣,甚至喊叫,以引起周围人的注意,获得关心与同情。有的患者不按医师的要求完成治疗,使疗效受到影响。

2. 敏感多疑 人患病后会变得异常敏感,尤其是在诊断不明确时,尤以慢性疾病患者更明显。有的患者会怀疑医师的解释,疑心诊断有错,甚至治疗不当。有些患者对身体的感觉过于敏感。有些患者易受暗示,缺乏信心和主见,甚至受到迷信思想的影响。

3. 脆弱、易激惹 治疗中的不适与药物的毒副作用带给患者极大的痛苦和心理压力,需要患者努力地去接纳和忍受。有些患者进入角色后,表现软弱、易冲动,遇到困难便动摇、妥协。

(四)人格的改变

患病后,患者可表现为被动、顺从、自私、依赖性强等,尤其是一些慢性迁延性疾病,如果患者不能适应新的行为模式,会导致原有思维模式和行为方式发生改变,即人格改变,变得自卑、自责等。如有些截肢患者可能变得自卑、冷漠;脑卒中患者变得孤僻、退缩等。

三、患者的心理变化

患者的心理变化是指个体针对患者这个角色所产生的一系列心理现象。常见的有以下几种:

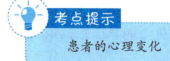

考点提示

患者的心理变化

(一)否认与侥幸

否认是一种消极的心理防御机制。表现为患者否认自己有病,甚至面对严重疾病时,以反向行为面对。患者表现得像正常人一样生活和工作,有时甚至有意增加工作量和社会活动来向他人展示自己的"健康"。由于采取了否认的心理防御机制,患者在诊治过程中常常不愿做检查、不配合诊治,甚至不愿接受住院治疗的事实。在疾病初期,诊断不明确时,患者会坚持要求医生用最先进、最权威的检查重新诊断。到了疾病晚期,患者则会要求继续治疗,渴望死里逃生。

(二)焦虑与恐惧

焦虑是预感到即将发生的危险或威胁时的情绪反应。当面对疾病时患者也会恐惧。患者患病也是一种应激反应,患者患病时会引起内心的矛盾冲突,表现为焦虑、愤怒、恐惧,甚至绝望等不愉快的负性情绪。患者可因担心患病后的不良后果而感到紧张不安,也可因恐惧而拒绝就医。

(三)择优与多疑

人一旦患病,总希望尽快得到高水平的诊治。因此,择优是人患病后最常见的心理现象。人患病后对周围比较敏感,对医务人员的解释和回答常有所猜疑,特别在意医生、护士及家人的言行。

(四)孤独与依赖

患者患病后离开原来的工作岗位和自己的家庭,会感到孤独,希望家人、同事多关注、关心自己,从中得到更多的安慰和温暖。

(五)悲观与抑郁

患者患病后导致劳动力部分或全部丧失,也会导致形象的变化,因此患者情绪会出现悲观、抑郁,表现为沉默寡言、心情苦闷、兴趣缺乏,对原来所承担的工作失去信心。

(六)自尊与敏感

人患病后,自我价值感受到损伤,自尊心受到伤害。同时,也会变得敏感、易发脾气,暴躁易怒。

总之,患者患病后的心理变化也是多种多样的、变化不定的。

 本章小结

患者角色是一种特殊的社会角色,具有以下特点:强烈的求助愿望、合作意愿增强、社会角色退化、自控能力下降。进入患者角色会出现适应不良,如角色缺失、角色冲突、角色强化、角色消退、角色异常等。患者求医时,可表现为主动求医、被动求医和强制性求医。作为患者遵医行为更重要。遵医行为可分为完全遵医行为和不完全遵医行为。患者的心理需要包括生存需要、安全需要、爱与归属的需要和自我成就的需要。患者的心理反应有认知活动的改变、情绪活动的改变、意志活动的改变和人格的改变。进入患者角色,患者心理会出现变化,如否认与侥幸、焦虑与恐惧、择优与多疑、孤独与依赖、悲观与抑郁。

(汪永君)

 目标测试

一、选择题

1. 以下哪一项不是患者角色的权利( )

    A. 享受医疗服务的权利   B. 寻求有效的医疗帮助,遵守医嘱

    C. 享有保守个人秘密的权利   D. 享有监督自己医疗权利实现的权利

E. 享有被尊重、被了解的权利

A2 型题

2. 李女士,38 岁。已经生病住院。可听丈夫说儿子患了感冒,竟不顾自己未康复而毅然出院,去照料患病的儿子。这是( )

    A. 角色缺如   B. 角色冲突   C. 角色强化

    D. 角色减退   E. 角色消退

3. 王先生,65 岁,糖尿病患者。因长期患病无法承受患病所带来的压力和痛苦,而感到厌倦、悲观,甚至绝望。这是( )

    A. 角色缺如   B. 角色冲突   C. 角色异常

    D. 角色减退   E. 角色消退

4. 一位慢性白血病患者化疗期间,在家出现发热,再次入院,患者要求医生按"感冒"治疗。医生耐心解释病情,患者大吵大闹,并有攻击行为。这是患者角色的哪种变化( )

    A. 角色缺失   B. 角色冲突   C. 角色减退

    D. 角色强化   E. 角色异常

5. 一位心肌梗死的患者经某三级医院正规治疗确认明显好转出院。出院后在家仍不敢活动,吃饭穿衣都需要妻子的帮助。这是患者角色的哪种变化( )

    A. 角色冲突   B. 角色缺如   C. 角色消退

    D. 角色强化   E. 角色异常

二、论述题

患病后,患者常见的心理变化有哪些?

第八章 医患关系

第一节 医患关系概述

案例

　　医生查房时，躺在病床上的患者流着泪水诉说自己患病的痛苦，而医生却是毫无表情地一边听一边低头翻阅另一病床患者的病历，患者看到医生一副漫不经心的样子就停止了诉说，这时医生头也不抬地说："哦，得了病自然会有痛苦，等治好了病，这些痛苦就没有了，你就多忍耐几天吧。"从这段谈话中，我们可以感觉到，这位医生不能专注地倾听患者的诉说、对患者缺乏关心及同情，其给患者的感觉就是无同情心、不负责任。这样既使患者增加了顾虑，也可能会使医生因为没能注意观察患者，忽略某些信息而延误病情。

　　请问：1. 怎样才能改变这种状况，给患者以信任？
　　　　　2. 如何建立良好的医患关系？

一、医患关系的概念

　　医患关系是指医务人员与患者及其亲属之间相互联系、相互影响的交往关系，是以医疗活动为中心、以维护患者健康为目的的人际关系。

　　医患交往过程实质上是医务人员以自己的专业知识和技能帮助患者摆脱疾病、预防疾病、保持健康的过程；医患关系还是一种以病人为中心的人际关系，一切医疗过程和医患交往过程都要作用于患者，并以解决患者健康问题为目的。良好的医患关系应

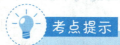
考点提示

医患关系的概念

是医患双方能够相互依赖和尊重，充分发挥双方的主观能动性，相互满足合理需要，促进心身健康，能为顺利实施各项医疗活动结成伙伴，是一种融洽、和谐的人际关系。

二、医患交往的两种形式

医患间的交往有两种形式:一种是言语形式的交往,即利用语言来传递信息;另一种是非言语形式的交往,包括动作和躯体两个方面,即面部表情、身体姿势、眼神与手势等。

建立良好的医患关系,有利于医患之间的正常交往,所以医务人员不仅要通过注意自己的语言修养和言语活动,及时向患者传递有益于患者康复的信息,注意倾听患者的言语表述,而且还要注意用自己的仪表、动作、手势与表情等手段来建立良好的医患关系。

(一)言语形式的交往

言语形式的交往是指借助语言来实现的交往,是信息交流的重要形式。语言可分为口语(即说话)和书面语言。口语,是医患交流思想和情感的主要方式。它可以清楚、迅速、直接转达信息,表达情感。医学鼻祖希波克拉底说:"医生有两样东西可以治病,一是药物,二是语言。"所以医务人员的语言美,不仅是医德问题,而且直接关系到患者的生命与健康。医务人员应注意自己的语言修养,不但要习惯于说安慰、鼓励和支持的话、避免说伤害的话,还要熟悉民间俚语,讲究沟通技巧,善于用患者能听懂的言语同患者交往。书面语言沟通有时也被采用,例如同聋哑患者间的沟通;医院里的导诊牌、入院须知等,也可视为书面语言的交往方式。

(二)非言语形式交往

非言语形式交往又称体势语言,指借助于面部表情、身体姿势、眼神、手势和说话时的声调等实现沟通。

非言语交往可分为三类:①副语言,指说话时的语调、音量、重音、语速、节奏和语言流畅等。同样的话采用不同的副语言,则表达效果不同,如"你多美"这句话,若加强"多"的词音,则可能让人感受带有讽刺挖苦之意。人的情绪状态也常从副语言中表现出来,如说话踌躇、失误多可能有焦虑,说话速度快而语调又高多可能为激动紧张。因此,医务人员要利用副语言来准确表达本意,表达关心、诚恳及尊重;又要根据患者的副语言分析判断其语言的真实语意及情绪和心理状态。②手势语,包括手势、面部表情、目光接触及身体姿势等,如点头、摇头、耸肩、微笑、皱眉以及各种手势抚摸和拥抱等。医务人员要学会恰当应用,帮助语言表达,同时注意观察患者的表达意义。③体态语,如容貌、体格、坐站蹲姿、仪表、相互间的空间距离等。医务人员要注意用恰当的体态来维护自己的尊严和威信,同时注意观察患者的体态语表达。

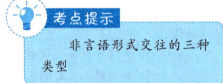

考点提示

非言语形式交往的三种类型

三、医患交往的两个水平

医患交往的水平体现在技术性与非技术性两方面。技术水平上的交往是指医务人员凭借自己的医学知识,为患者做出诊断与治疗,包括采集病史、进行体检和心理检查、安排实验室检验、开处方以及其他具体处置等过程中的交往。非技术水平的交往是指医疗措施以外的医患心理和社会方面的交往。指医患双方由于社会、心理、教育、经济等多种因素的影响,在实施医学技术的过程中所形成的道德、利益、价值、法律等多种内容的交往。

在实际的医疗活动中,两种水平的交往是相互作用、相互依赖、相互影响的。例如非技术水平上交往的成功会有利于医生病史的采集,促进患者对检查和治疗的依从性,从而有利于技术水平上的交往。

所谓患者的依从性,是指患者执行医嘱的程度。交往不良最直接的结果是患者的依从性不高,从而导致医疗措施执行不到位,影响医疗效果。可用公式来表示:

$$治疗效果 = 医生的临床知识与技能 \times 患者的依从性$$

医患关系的非技术性水平交往是提高患者依从性的基础,其技术水平交往则是提高患者依从性的重要保证。

四、医患关系的模式类型及转化

医患关系模式是医学模式在人际关系中的具体体现。根据萨斯和霍华德的观点(1956年),将医患关系分出三个基本模式:

(一)主动—被动模式

这是一种古老模式,医务人员具有绝对权威,处于主动、支配地位。运用这种模式的核心,在于医生叫患者做什么,患者处于被动、服从的地位。这种模式常用于手术、麻醉、抗感染治疗等技术,适合昏迷、精神病、休克、全麻、婴幼儿等患者。此模式中,医务人员为完全主动一方,权威性不容怀疑。患者处于完全被动一方,听命于医务人员的安排和诊治,而不会提出任何异议。模式原型:父母—婴儿。

(二)指导—合作模式

此模式特点是患者主动接受医务人员指导并乐意合作。这种模式主要适用于急、危重症、手术、少年儿童患者等。该模式医患双方都具有主动性。医务人员仍处于技术上权威性的指导地位,提出诊断、治疗、护理的要求,患者有自己的意志,可提出自己的问题和意见,在求医中尊重医务人员权威性并乐于合作。模式原型:父母—儿童。

(三)共同参与模式

此模式是新医学模式的产物,更重要的是强调患者的积极主动作用。在此模式中,医务人员和患者作为伙伴在一起合作,医患之间有大致相等的主动性及权利。这种模式主要适用于慢性疾病患者,这类患者患病时间长,反复发作,因此对自己的体质状况、疾病治疗的过程较为熟悉,可谓"久病成医",有自我治疗的意识和能力。运用这种模式的核心在于通过共同参与,相互协商来决定医疗措施的实施,以帮助患者自我治疗,自我护理。模式原型:成人—成人。

医患关系模式的选择是建立在疾病的性质、患者的人格特征及自我意识水平基础之上的,同时又不是固定不变的,更多的是可以随着病情的变化,由一种模式转变成另一种模式。医务人员应明确,只要患者能表达自己的意见,就应该充分发挥患者的主观能动

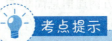

考点提示

医患关系的三种模式

性,尊重和鼓励患者共同参与对疾病的治疗。如对一个刚入院的昏迷患者,按照主动与被动模式处理;随着病情的好转和意识的恢复,可转为指导与合作模式;当进入康复期时,适宜的模式是共同参与模式。

第二节　医患沟通技巧

案例

　　"五一"节,陈先生到一风景区游览,不慎从一陡峭的山坡上滑下来,摔倒在乱石堆里,感到右腿剧烈疼痛,不能动弹,只好大声呼救。十几分钟后他被人抬送到附近医院,经检查发现头部和其他部位有多处擦伤和血肿,X 线检查发现右腿骨折,需要住院治疗。这时一个护理人员走过来对他说:"陈先生,你走不动了!是骨折!唉,这么个年纪了走路都不小心点,还好有人抬你来,还真算你有点运气。要在这住几天,办住院吧,走,跟我来!"陈先生听后心里很不舒服,住院期间和其他病友聊起当时入院的情景时,想起那天护理人员说的话就觉得真气人!

　　请问:1. 为什么会出现这种情况?
　　　　　2. 我们身为医务人员应如何与患者进行交流?

　　良好的医患关系是医疗活动顺利进行的基础。医生能否采集到确切的病史资料、进行复杂检查时患者能否充分配合、患者能否遵从医嘱等,都与医患关系有着密切的联系。所以学会和患者沟通,积极建立良好的医患关系,是医务人员顺利开展工作的必要技能。

一、沟通技巧

(一)沟通成功与否的判断标准

　　沟通是否成功,可用路易斯提出的反馈及时、反应恰当、高效性、灵活性四个标准来判断。

　　1. 反馈及时　就是沟通一方能及时地把信息引起的效应反馈给另一方。它要求医务人员在听懂患者的谈话后,及时地将言语引起的效应反馈给患者,使双方对谈话的含义得以确认、扩展或者修正。

　　2. 反应恰当　指一方在接受信息时,理解与反应符合实情,与另一方输送的信息没有偏差。它要求医务人员对患者谈话的反应准确、恰当,与患者输送的信息相吻合,没有误差。既不会因反应太强而造成患者难以接受,也不会因反应太弱而被患者忽视。

　　3. 高效　双方沟通信息简单明了,主题突出,双方均可正确理解、接收沟通内容,沟通效果良好。它要求医务人员在沟通时应使用尽量简明,且主题明确的言语,避免使用让对方难以理解的专业术语或口头语。

　　4. 灵活　指沟通过程自然流畅,不拘谨、不放任,可随时可根据内容需要而改变方式、方法及方向。

　　按路易斯的观点,当一个人被理解,而且这种理解主要来自上述几项标准时,这种沟通就是成功的。相反,如果缺少上述标准中一项或多项,就会出现沟通双方信息交流受阻,从而妨碍双方沟通,因而这种沟通就不成功。

考点提示

　　沟通成功的判断标准

（二）医学会谈的技巧

了解病情、进行体检和治疗等医患沟通时，都离不开会谈。成功的医学会谈不仅可以为准确诊断提供宝贵资料，而且还是躯体治疗的基本保证和心理治疗的主要手段。此外，良好的医学会谈还是联络医患情感的纽带与良好医患关系的基石。因此，医学会谈是现代临床的一项基本技术。会谈成败与否，很大程度上取决于会谈的技巧。为此，必须掌握医学会谈技巧。

1. 重视语言在沟通中的作用　医务人员的语言直接关系到患者的生命与健康。因此会谈中医务人员要使用简明通俗、条理清楚的语言，避免使用具有特定含义的医学术语，如"里急后重""盗汗""尿失禁"等，由于患者不能理解，很容易造成误解；避免使用对患者有不良刺激的词句，要多说有利于恢复健康的话，传递利于恢复健康的信息。

2. 善于引导患者讲话　患者面对陌生的医务人员讲述自身痛苦是有一定困难的，尤其是那些沉默寡言的患者更是如此。所以交谈开始时，医务人员应该首先主动自我介绍和表示对患者的关心，进行交谈时应先从"中性"聊天话题开始，待其紧张的情绪松弛后才主动地往他关注的话题进行引导。应注意加强"鼓励、安慰、赞许、关注"等沟通方法的使用，采用开放式谈话进行交谈可避免限制和误导，获得更多、更全面的信息。如采用开放式谈话可这样提问"您感觉如何？请您详细说一说。"就可能获得病痛的部位、性质、时间、伴随症状等信息，并能建立和谐的交谈氛围。

3. 倾听的重要性　双方沟通必须具备听和说两方面，而且听比说更重要。交谈时最好面向对方稍屈身，保持适当距离，表情自然，态度诚恳，聚精会神，双目注视，专心地倾听，表现出对交谈的兴趣，这样才能取得患者的好感，患者才愿意讲述自己生活中的重要事件，医务人员才能全面掌握患者的情况，进而对症治疗。

4. 处理好谈话中出现的沉默　在交谈过程中，有时患者会出现突然中断叙述的情况，应允许双方都有沉默的反应。"此处无声胜有声"，沉默本身就是一种信息交流，这样不但可以获得充分考虑问题的时间，而且还可以增加信息交流反馈的准确性。沉默一般有四种情况：一是有难言之隐，这时除耐心等待沉默再继续交谈外，还可根据具体问题通过各种方式启发道出隐私，尤其是对患者，以便医治真正的病痛；二是故意沉默，这一般是寻求对方反馈信息，希望获取理解、赞同等；三是思维突然中断而显示的沉默，如过于激动、在悲伤或头脑中突然闪现出新问题等；四是谈话思路进入延续意境，这时的沉默形式上是谈话暂时停顿，实际是富有情感色彩的谈话内容正在延伸。不要对交谈中的沉默不安视而不见，这时使用一些非言语的沟通，如微微点头、轻轻叹息、慢慢抚摩等均会使对方感到安慰、鼓励或改变话题或继续交谈。

5. 注意适当的保密　一是对患者的隐私、隐情保密。交谈时，不要轻易触及患者的短处或隐情隐私。二是对不该告知患者的病情及诊治措施保密，以免引起患者的不良心理反应。

（三）非语言沟通技巧

人的心理会有意无意的从外部行为和表情中反映出来，这就是心理与行为的一致性。生活中有许多事物是不能以言语来表明的，如悲喜交加的心情，度日如年的感受等，所以人际交往还需要非语言沟通的参与。

1. 面部表情　人的情绪和情感完全可以从面部表情显露,能极灵敏、真实、迅速地反映内心情感,如愤怒、快乐、厌恶、悲伤、恐惧、惊讶等。观察面部表情可以了解内心隐私和各种复杂的心理活动。

2. 目光接触　"眼睛是心理的窗户"。目光接触是非语言沟通的主要信息来源之一,目光具有表达情感和传递信息的功能。所以,医务人员在与患者沟通交流时,应通过目光接触来检验信息的传递和反馈效果,判断对方的心理反应。

3. 距离与朝向　距离与朝向是指交流时的空间距离及两者的对视角度,可一定程度地表达双方的心理状态。交谈时的距离远近常取决于会见场合的条件、双方关系密切程度及双方对交往预期目标的要求程度。一般来说,缩短交往距离有利于沟通,但交往距离过近也会给对方造成压力。一般正式的交谈,谈话双方多为面对面朝向方式,以便于双方交流传递信息。但也会出现患者背对医务人员,多为患者有难为情、内疚、失望或各种原因使患者不愿让别人看到面容的情况。而医务人员在交谈中背对患者是一种不礼貌的行为,不应发生。在交往中根据不同对象注意掌握距离与朝向,将有助于沟通。

4. 身体运动和姿势　身体运动和姿势均可进行信息交流,如点头、摇头、挥手、耸肩、坐姿、行走等均可表达传递信息。保持端庄大方的仪态,以示尊重病人;走路脚步轻快,给患者带来些许轻松;用点头表示诚恳及友善等,都可拉近医患沟通的距离。

5. 接触　用身体皮肤的接触传递信息,如对患儿抚摸和搂抱传递安抚、关爱,用手得体的触碰患者传递鼓励、安慰。轻按或轻拍患者的肩头传递信任和信心等。这些有意的身体接触,都会使患者感到医生的善意,增强其战胜疾病的信心。

(四)语言和非语言转换沟通

语言沟通和非语言沟通在交往中各有其作用,表达一致时,语言信息准确;信息不一致时,通常认为情绪信息通过非语言信息传递比语言信息表达更为真实,因此,应以非语言表示的信息为主要依据,如"讨厌"从词义讲是消极的,但以热情的语调说出来,则显示出一种"亲昵"的积极信息。

二、影响医患关系的因素

(一)心理社会因素

医患双方的愿望是一致的,两者并无利害冲突。但由于各种因素影响,也经常出现矛盾,并影响医患关系。医疗活动中引起医患矛盾的心理和社会因素常见以下情况:

1. 心理因素　医患双方的交往常受性格特征的影响,如外向者比内向者更能表现出交往的意愿和行动,在人与人交往时更坦率、大胆。一个平易近人、亲切、热情、真诚、有能力的医务人员,易和患者建立起良好的医患关系。而具有孤僻、多疑、抑郁个性的患者,不愿向医务人员吐露自己的思想与情感,会影响他们同医务人员的沟通。

心理应激也常使医患关系受到干扰。如患者就医,面对陌生的医务人员、陌生的医疗环境、进行有一定痛苦和损伤的检查及治疗时,会产生强烈的情绪性冲动,这些心理应激有时会直接造成医患关系的紧张。

医患间的需求矛盾也常常损害医患关系。患者的康复是医患双方的共同目标,双方理应无冲突,但实际生活中常常会因为双方期望目标差异而导致医患矛盾。如医生要求患者百分之百的遵医嘱,而患者则要求医生给予医疗效果保证,若没达到双方要求标准,则会使医患冲突加剧,影响医患关系。

2. 社会因素 人所处的社会环境、扮演的社会角色和所受教育,会在很大程度上制约一个人的性格、动机、兴趣、信念、世界观等人格。因此,社会诸因素必然影响医患关系:①不良的社会风尚使医患关系染上金钱的色彩。②医务人员不能坚持一切为了患者的利益,去承担自己的义务、责任及行使权力。③医务人员"患者观"的偏差,只重视医疗技术而忽视患者心理社会的需要。④患者道德素质偏低,遵医行为差。

（二）人际吸引

人际吸引意味着人与人之间在时间、空间上的互相接近。人的个性不同,人际关系需求也必存差异。在实践中,每个人都需要和别人建立和维持良好的人际关系,而人际关系的变化和发展很大程度上受人际吸引因素的影响。从医学心理学的角度讲,增进人际吸引的因素有:

1. 相似性吸引 交往双方在个人特征,如性格、兴趣、文化修养、生活经历等方面若彼此相近就容易产生互相吸引,相似性越强,相互的吸引力越大。反之,则越小。影响人际吸引的相似性因素很多,一般情况下,同龄、同乡、同爱好、同处境、同生活习惯等容易互相吸引,但态度、信念、价值观、宗教观等观念一致更容易互相吸引。相似性吸引在深层次的交往中更显重要作用。

2. 接近性吸引 人的吸引力与双方的交往频率呈正相关。接触机会越多,越相互了解,就越容易相互熟悉和吸引。医务人员对患者要勤查、勤问、勤介绍情况使患者有亲近感,缩短交往距离。

3. 仪表性吸引 人的仪表会影响交往双方的彼此吸引程度。特别是初见,人的仪表印象非常重要,首次见面人们都会通过仪表对方以定位评价。即所谓的"第一印象"效应。所以,仪表性吸引在医患交往中,尤其是初次交往中非常重要,医务人员要力争良好的初次印象为医患关系和谐奠定基础,随着交往的深入要用自己的人格魅力、道德美丽维护良好的医患关系。

4. 奖励性吸引 人际交往中双方都达到了目的,需要得到了满足,这种心理上的满足就是奖励。因此满足需要会增强吸引力,反之则会减弱。奖励性吸引不仅只是物质需要的满足,更重要的还是精神需要的满足,如交往中的鼓励、赞扬;成绩、效果的肯定等。

5. 互补性吸引 人际交往双方的需要及双方的某些特征符合相互的期望形成互补关系对双方都有益,可产生吸引力,为之互补性吸引。而只对一方有益则交往难以发展。互相需要的互补是长期发展和密切交往的主要动力。

> **考点提示**
>
> 影响医患关系的五种因素

除以上增进人际吸引因素外,突出的能力和特长、经验和知识、良好的性格等都是医患良好交往的影响因素。

本章小结

医患关系是指医务人员与患者之间相互联系、相互影响的交往过程。良好的医患关系是避免医疗纠纷发生的重要手段。它包括技术性和非技术性两个水平,存在着三种模式:①主动与被动模式。②指导与合作模式。③共同参与模式。应根据患者的具体情况运用。

沟通是建立良好医患关系所必需的,沟通技巧的应用主要体现在进行医学会谈和非语言沟通的过程中;沟通是否成功,可用路易斯提出的反馈、恰当、高效性及灵活性四个标准来判断;影响沟通的因素有心理社会因素和人际吸引。

(江群 顾鹏)

 目标测试

一、选择题

1. 主动与被动模式的医患关系不宜用于

    A. 全麻病人   B. 昏迷患者   C. 局麻患者

    D. 婴儿患者   E. 休克病人

2. 指导与合作模式的医患关系适用于

    A. 失血性休克患者   B. 急性期各科患者   C. 心脏停搏患者

    D. "久病成医"的患者   E. 精神病患者

3. 人们一般愿意同价值观与自己较一致的人进行交往,这种人际吸引力属于

    A. 仪表性吸引   B. 接近性吸引   C. 互补性吸引

    D. 相似性吸引   E. 奖励性吸引

4. 医患关系的核心是

    A. 护患关系   B. 医生与患者的关系   C. 药剂师与患者的关系

    D. 营养师与患者的关系   E. 检验师与患者的关系

5. 医患间非语言交往形式包括

    A. 动作   B. 动作和躯体两方面   C. 躯体

    D. 眼神   E. 医学会谈

6. 对于切除阑尾的术后病人,宜采取的医患关系模式是

    A. 主动-被动型   B. 被动-主动型   C. 指导合作型

    D. 共同参与型   E. 合作-指导型

二、简答题

影响医患关系的因素有哪些?

实 验 指 导

实验 1　注意的分配

【实验目的】

1. 测定注意分配能力。

2. 理解注意分配的含义。

【实验准备】

1. 物品　粉笔、钢笔、16 开白纸。

2. 环境　安静、整洁、明亮的教室。

【实验学时】　1 学时。

【实验方法与结果】

（一）实验方法

1. 被试为全班学生。先挑两名学生到讲台上，让他们左右分开，双手各执一根粉笔。

2. 指导语　现在你们双手拿好粉笔，一人在这边，一人在那边，两手在黑板上同时画图。要求一手画方形，一手画圆形，记住两手同时画，不能一手停一手画，其他同学监督。好，准备，开始！

3. 画好之后，让班里同学评价，并和一只手画的图形进行比较有何区别，然后全班学生用钢笔或铅笔画。要求同上，并连续练习五次左右。

（二）实验结果

1. 比较第一次与最后一次画的图形，判断进步的程度。

2. 理解通过练习可以提高注意的分配能力。

（陈可平）

实验 2　气质类型调查

【实验目的】

1. 通过此问卷调查，能了解各自的气质类型。

2. 了解自己的气质特点，达到自我认识的目的，培养健康的人格。

【实验准备】

1. 物品　气质问卷调查量表。

2. 环境　安静、整洁、明亮的教室。

【实验学时】　1 学时。

【实验方法与结果】

（一）实验方法

使用气质问卷调查表对学生进行集体问卷调查,然后根据积分计算规则,由学生自己评定出各自的气质类型。

气质类型计分表

胆汁质	题号	2	6	9	14	17	21	27	31	36	38	42	48	50	54	58	总分
	得分																
多血质	题号	4	8	11	16	19	23	25	29	34	40	44	46	52	56	60	总分
	得分																
黏液质	题号	1	7	10	13	18	22	26	30	33	39	43	45	49	55	57	总分
	得分																
抑郁质	题号	3	5	12	15	20	24	28	32	35	37	41	47	51	53	59	总分
	得分																
计算结果		你的气质是:															

（二）实验结果

1. 评分方法

A. 如果某一项或两项的得分超过 20,则为典型的该气质。

B. 如果某一项或两项以上得分在 20 分以下,10 分以上,其他各项得分较低,则为该项一般气质。

C. 若各项得分均在 10 分以下,但某项或几项得分较其余项分高(相差 5 分以上),则略倾向于该项气质(或几项的混合)。

2. 分析自己的气质类型。

（陈可平）

实验 3 90 项症状自评量表（SCL-90）评估实验

【实验目的】

1. 掌握 SCL-90 对非精神科的成年来访者进行心理状态评估的具体方法及步骤。

2. 能初步分析和判断结果,结合评估结果了解自己的心理健康状况。

3. 完成实验报告的书写。

【实验准备】

1. 物品与器械 SCL-90(见附录附表 2)、答题卡和实验报告统计表、计算器、笔。

2. 环境 学生在教室进行,环境应安静、整洁、舒适,光线、温度、湿度较适宜。

【实验学时】 1 学时。

【实验方法与结果】

（一）实验方法

1. 实验评估准备 每位学生准备好 SCL-90、答题卡和笔,教师按照测验的指导语向学生讲解测量的基本要求,主要包括测量目的,如实作答、消除顾虑、承诺保密。

2. 宣布评估标准 通常评定一周以来的实际情况,每次评定一般在 20 分钟完成。重点讲解 SCL-90 量表的 5 级评分标准,1 分:"无";2 分:"轻度";3 分:"中度";4 分:"偏重";5 分:"严重"。

3. 实验评估实施 测试开始前提醒学生按照 SCL-90 的题号顺序逐一进行,按自我评定

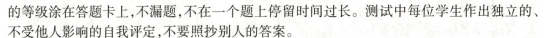

的等级涂在答题卡上,不漏题,不在一个题上停留时间过长。测试中每位学生作出独立的、不受他人影响的自我评定,不要照抄别人的答案。

4. 教师巡回指导　教师在巡回指导中及时发现问题,提醒学生相关的注意事项,解释学生提出的问题,观察学生的答题进度,特别注意答题特别慢、过快、或停留在某一题上时间长的个别学生。

5. 评估结果统计　学生在完成答题卡涂填后,填入 SCL-90 问卷调查统计表,指导学生用计算器(或手机计算器功能)进行计算或统计总分和因子分。

6. 完成评估报告　评定结束后要求学生写出自己评估初步结果。教师应依据学生的评估初步结果完成分析,筛查可能存在心理问题的学生,并及时进行心理辅导和咨询。

(二) 实验结果

1. SCL-90 总分和因子分的计算

(1) 总分:即为 90 个项目的得分总和。

(2) 因子分:SCL-90 量表共包括 10 因子,即 90 个项目分为十大类,每一因子反映被测者的一个方面的情况,其计算公式如下:

因子分 = 组成某一因子的各项目总分/组成某一因子的项目数

SCL-90 问卷调查统计表

因子		各个项目得分												总分	因子分
躯体化	题号	1	4	12	27	40	42	48	49	52	53	56	58		
(12 项)	得分														
强迫症状	题号	3	9	10	28	38	45	46	51	55	65				
(10 项)	得分														
人际敏感	题号	6	21	34	36	37	41	61	69	73					
(9 项)	得分														
抑郁	题号	5	14	15	20	22	26	29	30	31	32	54	71	79	
(13 项)	得分														
焦虑	题号	2	17	23	33	39	57	72	78	80	86				
(10 项)	得分														
敌对	题号	11	24	63	67	74	81								
(6 项)	得分														
恐怖	题号	13	25	47	50	70	75	82							
(7 项)	得分														
偏执	题号	8	18	43	68	76	83								
(6 项)	得分														
精神病性	题号	7	16	35	62	77	84	85	87	88	90				
(10 项)	得分														
附加项	题号	19	44	59	60	64	66	89							
(7 项)	得分														
总分															

2. SCL-90 结果的评估

(1) 总分:总分 160 分为临床界限,超过 160 分说明被测者可能存在着某种心理障碍。

(2) 因子分:如果总分超过 160 分,并且任一因子得分超过 2 分为阳性,说明可能存在着该因子所代表的心理障碍。每一种心理问题的阳性因子个数大于2,则说明在该种心理问题上存在问题。

各因子名称及所包含项目与含义:

A. 躯体化:1、4、12、27、40、42、48、49、52、53、56、58 共 12 项,主要反映主观的身体不适感。

B. 强迫症状:3、9、10、28、38、45、46、51、55、65 共 10 个项目,主要反映强迫症状。

C. 人际关系敏感:6、21、34、36、37、41、61、69、73 共 9 个项目,主要反映个体的不自在感和自卑感。

D. 抑郁:5、14、15、20、22、26、29、30、31、32、54、71、79 共 13 个项目,主要反映抑郁症状。

E. 焦虑:2、17、23、33、39、57、72、78、80、86 共 10 个项目,主要反映焦虑症状。

F. 敌对:11、24、63、67、74、81 共 6 个项目,主要反映敌对表现。

G. 恐怖:13、25、47、50、70、75、82 共 7 个项目,主要反映恐怖症状。

H. 偏执:8、18、43、68、76、83 共 6 个项目,主要围绕偏执性思维的基本特征而编制,包括投射性思维、猜疑、关系妄想、被动体验和夸大等精神症状。

I. 精神病性:7、16、35、62、77、84、85、87、88、90 共 10 个项目,主要反映幻听、被控制感等精神分裂症症状。

J. 附加项:19、44、59、60、64、66、89 共 7 项,主要反映睡眠和饮食情况。

【实验评价】

1. SCL-90 进行心理状态评估应用的掌握程度。

2. 通过对结果分析和判断,了解自己心理健康状况的程度。

3. SCL-90 评估实验报告的书写。

4. 对评估发现有心理问题学生的心理辅导和咨询。

(荆正生)

实验 4　放松疗法训练

【实验目的】

体验躯体肌肉紧张与放松的不同感受,学会如何使自身肌肉放松,以便达到全身松弛,消除不适。

【实验准备】

录音机、放松磁带。

【实验方法】

保持环境安静,光线柔和,录音机音量适中。取坐位,按指示语依次逐步放松全身肌肉。

【实验报告】

写出放松过程对身心感受的影响。

放松训练指导语

指导语:准备好了吗? 好,现在深深地吸气,慢慢地呼气,再来一遍,深深地吸气,慢慢地呼气,再来一遍,深深地吸气,慢慢地呼气,好!

春天来了,一片鸟语花香的美丽景色,你静静地躺在床上,心情舒适而愉快地享受春天带给你的欢乐与愉悦。一束温暖的阳光暖暖地照在你的头顶,你觉得头部放松了,特别地安逸舒服,这股暖流从整个头部慢慢地流向你的额头,你紧锁的眉头舒展开了(请你仔细体会一下眉头舒展之后放松的感觉,你觉得好舒服好轻松),你觉得额头凉丝丝的,脸上的每一块肌肉都特别的放松,你觉得舒服极了。

这股暖流从整个头部流到颈部、颈椎,你觉得颈部放松了,颈椎放松了,血液流动非常流畅,慢慢地这股暖流流向你的双肩,你的双肩放松了,每一块肌肉都得到放松,特别地舒展,血液很流畅,暖暖的,非常舒服。

这种温暖的感觉流向你的前臂,你的前臂放松了,又慢慢地流向你的小臂,你的小臂放松了,然后顺着你的手掌心慢慢流向你的手指尖,你的手心暖暖的,请你体验一下手心温暖的感觉,非常的温暖,非常的放松。你再重新体验一下这股暖流从头顶慢慢流向你的双眉、额头、脸部的每一块肌肉都得到了放松,顺着你的颈部、颈椎、双肩一直流向你的手指尖,所有的疲惫都从你的手指尖流走了。

这股暖流流向你的前胸后背,整个前胸后背的肌肉都特别地放松,你胃里的不舒服、炎症在慢慢地消除,你的感觉好极了,腰部非常地舒服,非常地放松。整个髋关节都非常地放松,臀部的每一块肌肉都得到彻底的放松。这股暖流从你的头部慢慢地流向你的额头、双眉,你脸上的每一块肌肉都特别地舒展,你的颈部、颈椎、腰部都特别的舒服,整个身体都感觉非常地放松,请你体会一下这种放松后的舒服愉快的感觉。请你把注意力集中到你的前额,你的前额非常地放松,你试试看,体验一下这种舒服愉快的感觉。你紧锁的双眉舒展开了,你的前额凉丝丝的,头脑空空的,你的大脑中的每一个神经细胞都得到了最好的休息,你的精神非常的愉快、放松,心身舒畅。

现在请你把注意力集中到你的大腿上,这股暖流慢慢地流向你的大腿,你大腿上的每一块肌纤维都非常地放松,你的膝关节也放松了,这股暖流顺着你的膝关节慢慢地流向你的小腿,你的小腿放松了,踝关节放松了,脚后跟、脚掌心非常放松,体验一下脚掌心那舒适放松的感觉,非常的舒适,慢慢地这股暖流流向你的脚趾尖,你的脚趾尖非常的放松。

现在从头到脚再来一遍。

现在你的头部放松了,体验一下头部放松的感觉;

你紧锁的眉头放松了,紧锁的眉头舒展开了;

你的颈部放松了,你的颈椎放松了,你的双肩也放松了,你的手臂放松了,一股暖流顺着你的手臂流向你的手心、流向你的手指尖,所有的疲惫、烦恼都从你的手指尖流走了。当这种烦恼和疲惫都消失了的时候,你有一种无拘无束的感觉,你的感觉真的好极了。

你的胸部放松了,你的躯干放松了,尤其是你的颈部、颈椎、双肩、腰部都非常地放松,你体验到一种从未有过的放松感觉。你的髋关节放松了,你的臀部放松了,你身上所有的肌肉都非常的放松,请你慢慢地体验,好舒服、好轻松啊!

现在你觉得浑身放松,心情舒畅,就像躺在湖面上随风飘荡的小船上一样,暖风徐徐吹过你的整个身躯,还有一丝淡淡的水草的香味,你闭上眼睛,深深地陶醉在这片水波荡漾的美丽风景中,你觉得心胸特别地宽广,心情特别的愉快!全身的肌肉非常的放松。好,现在请你慢慢体验一下这种放松后愉悦的感觉。

现在你觉得全身特别特别的放松,心情特别特别的愉快,你觉得舒服极了!

现在你觉得全身都充满了力量,心情特别地愉快,你的头脑清醒,思维敏捷,反应灵活,眼睛也非常地有神气,你特别想下来走走,散散步,听听音乐。

准备好了吗?好,请你慢慢地睁开眼睛,你觉得头脑清醒,思维敏捷,浑身都充满了力量,你想马上起来出去散步。

(田仁礼)

参 考 文 献

1. 马存根,张纪梅.医学心理学.第 4 版.北京:人民卫生出版社,2014.
2. 姚树桥,杨彦春.医学心理学.第 6 版.北京:人民卫生出版社,2013.
3. 陈礼翠,陈劲松.医护心理学基础.第 3 版.北京:科学出版社,2012.
4. 曹海威,李惠兰.医护心理学基础.第 2 版.北京:科学出版社,2008.
5. 蒋继国.护理心理学.第 2 版.北京:人民卫生出版社,2013.
6. 徐传庚,宾映初.心理护理学.第 3 版.北京:中国医药科技出版社,2012.
7. 姜金乾,医护心理学.第 4 版.北京:人民卫生出版社,2004.6.
8. 田仁礼.护理心理学.北京:中国医药科技出版社,2013.
9. 季建林.医学心理学.第 3 版.上海:复旦大学出版社,2003.
10. 沈丽华.护理心理学基础.北京:中国医药出版社,2013.

附　　录

附录1　气质量表

指导语:下面60题大致可确定人的气质类型。在回答时,若自己的情况"很符合"记2分,"较符合"记1分,"一般"记0分,"较不符合"记-1分,"很不符合"记-2分。

1. 做事力求稳妥,一般不做无把握的事。
2. 遇到可气的事就怒不可遏,把心里话全部都说出来才痛快。
3. 宁可一个人干事,不愿很多人在一起。
4. 厌恶那些强烈的刺激,如尖叫、噪声、危险镜头等。
5. 和人争吵时总是先发制人,喜欢挑衅别人。
6. 喜欢安静的环境。
7. 善于和人交往。
8. 到一个新环境很快就适应了。
9. 生活有规律,很少违反作息制度。
10. 羡慕那些善于克制感情的人。
11. 在多数情况下情绪是乐观的。
12. 碰到陌生人觉得很拘束。
13. 遇到令人气愤的事,能很好地自我克制。
14. 做事总是有旺盛的精力。
15. 遇到问题总是举棋不定、优柔寡断。
16. 在人群中从不觉得过分拘束。
17. 情绪高昂时,觉得干什么都有趣;情绪低落时,又觉得什么都没有意思。
18. 当注意力集中于一件事时,别的事很难使我分心。
19. 理解问题总比别人快。
20. 碰到危险情景,常有一种极度恐惧感。
21. 对学习、工作怀有很高的热情。
22. 能够长时间做枯燥、单调的工作。
23. 感兴趣的事情,干起来劲头十足,否则就不想干。
24. 一点小事就能引起情绪波动。
25. 讨厌做那些需要耐心、细致的工作。
26. 与人交往不卑不亢。

27. 喜欢参加热闹的活动。

28. 爱看感情细腻、描写人物内心活动的文艺作品。

29. 工作学习时间长了，常感到厌倦。

30. 不喜欢长时间讨论一个问题，愿意实际动手干。

31. 宁愿侃侃而谈，不愿窃窃私语。

32. 别人总是说我闷闷不乐。

33. 理解问题常比别人慢。

34. 疲倦时只需要短暂的时间休息，就能够精神抖擞，重新投入工作。

35. 心里有话不愿意说出来。

36. 认准一个目标就希望尽快实现，不达目的誓不罢休。

37. 学习、工作同样一段时间后，常比别人更疲倦。

38. 做事有些鲁莽，常常不考虑后果。

39. 老师或他人讲授新知识、技术时，总希望讲得慢一些，多重复几遍。

40. 能够很快地忘记那些不愉快的事情。

41. 做作业或完成一件工作总比别人花的时间多。

42. 喜欢运动量大的剧烈体育活动，或者参加各种文艺活动。

43. 不能很快地把注意力从一件事转移到另一件事上。

44. 接受一个任务后，就希望把它迅速解决。

45. 认为墨守成规比冒风险强些。

46. 能够同时注意几件事情。

47. 当我烦闷的时候，别人很难使我高兴起来。

48. 爱看情节起伏跌宕，激动人心的小说。

49. 对工作保持认真严谨、始终一贯的态度。

50. 希望做变化大花样多的工作。

51. 和周围人的关系总是相处不好。

52. 喜欢复习学过的知识，重复做熟练的工作。

53. 小时候会背的诗歌，我似乎比别人记得清楚。

54. 别人说我"出语伤人"，可我并不觉得这样。

55. 在体育活动中，常因反应慢而落后。

56. 反应敏捷，头脑机智。

57. 喜欢有条理而不甚麻烦的工作。

58. 兴奋的事常使我失眠。

59. 老师讲新概念，常常听不懂，但是弄懂了以后很难忘记。

60. 假如工作枯燥无味，马上就会情绪低落。

附表2　症状自评量表（SCL-90）

指导语:下表中列出了有些人可能有的病痛或问题,请仔细阅读每一条,然后根据最近一星期以内(或过去一周)下列问题影响你自己或使你感到苦恼的程度,在方格内选择最适合的一格,划一个"√",最后进行统计。请不要漏掉问题。

项　　目	无1	轻度2	中度3	偏重4	严重5
1. 头痛。	□	□	□	□	□
2. 神经过敏,心中不踏实。	□	□	□	□	□
3. 头脑中有不必要的想法或字句盘旋。	□	□	□	□	□
4. 头昏或昏倒。	□	□	□	□	□
5. 对异性的兴趣减退。	□	□	□	□	□
6. 对旁人责备求全。	□	□	□	□	□
7. 感到别人能控制您的思想。	□	□	□	□	□
8. 责怪别人制造麻烦。	□	□	□	□	□
9. 忘性大。	□	□	□	□	□
10. 担心自己的衣饰整齐及仪态的端正。	□	□	□	□	□
11. 容易烦恼和激动。	□	□	□	□	□
12. 胸痛。	□	□	□	□	□
13. 害怕空旷的场所或街道。	□	□	□	□	□
14. 感到自己的精力下降,活动减慢。	□	□	□	□	□
15. 想结束自己的生命。	□	□	□	□	□
16. 听到旁人听不到的声音。	□	□	□	□	□
17. 发抖。	□	□	□	□	□
18. 感到大多数人都不可信任。	□	□	□	□	□
19. 胃口不好。	□	□	□	□	□
20. 容易哭泣。	□	□	□	□	□
21. 同异性相处时感到害羞不自在。	□	□	□	□	□
22. 感到受骗,中了圈套或有人想抓自己。	□	□	□	□	□
23. 无缘无故地突然感到害怕。	□	□	□	□	□
24. 自己不能控制地在发脾气。	□	□	□	□	□
25. 怕单独出门。	□	□	□	□	□
26. 经常责怪自己。	□	□	□	□	□
27. 腰痛。	□	□	□	□	□
28. 感到难以完成任务。	□	□	□	□	□
29. 感到孤独。	□	□	□	□	□
30. 感到苦闷。	□	□	□	□	□
31. 过分担忧。	□	□	□	□	□
32. 对事物不感兴趣。	□	□	□	□	□
33. 感到害怕。	□	□	□	□	□
34. 您的感情容易受到伤害。	□	□	□	□	□

项　　目	无1	轻度2	中度3	偏重4	严重5
35. 旁人都知道您的私下想法。	☐	☐	☐	☐	☐
36. 感到别人不理解您、不同情您。	☐	☐	☐	☐	☐
37. 感到人们对您不友好、不喜欢您。	☐	☐	☐	☐	☐
38. 做事必须做得很慢以保证做得正确。	☐	☐	☐	☐	☐
39. 心跳得很厉害。	☐	☐	☐	☐	☐
40. 恶心或胃部不舒服。	☐	☐	☐	☐	☐
41. 感到比不上他人。	☐	☐	☐	☐	☐
42. 肌肉酸痛。	☐	☐	☐	☐	☐
43. 感到有人在监视您、谈论您。	☐	☐	☐	☐	☐
44. 难以入睡。	☐	☐	☐	☐	☐
45. 做事必须反复检查。	☐	☐	☐	☐	☐
46. 难以作出决定。	☐	☐	☐	☐	☐
47. 怕乘电车、公共汽车、地铁或火车。	☐	☐	☐	☐	☐
48. 呼吸有困难。	☐	☐	☐	☐	☐
49. 一阵阵发冷或发热。	☐	☐	☐	☐	☐
50. 因为感到害怕而避开某些东西、场合或活动。	☐	☐	☐	☐	☐
51. 脑子变空了。	☐	☐	☐	☐	☐
52. 身体发麻或刺痛。	☐	☐	☐	☐	☐
53. 喉咙有梗塞感。	☐	☐	☐	☐	☐
54. 感到前途没有希望。	☐	☐	☐	☐	☐
55. 不能集中注意。	☐	☐	☐	☐	☐
56. 感到身体的某一部分软弱无力。	☐	☐	☐	☐	☐
57. 感到紧张或容易紧张。	☐	☐	☐	☐	☐
58. 感到手或脚发重。	☐	☐	☐	☐	☐
59. 想到死亡的事。	☐	☐	☐	☐	☐
60. 吃得太多。	☐	☐	☐	☐	☐
61. 当别人看着您或谈论您时感到不自在。	☐	☐	☐	☐	☐
62. 有一些不属于您自己的想法。	☐	☐	☐	☐	☐
63. 有想打人或伤害他人的冲动。	☐	☐	☐	☐	☐
64. 醒得太早。	☐	☐	☐	☐	☐
65. 必须反复洗手、点数。	☐	☐	☐	☐	☐
66. 睡得不稳不深。	☐	☐	☐	☐	☐
67. 有想摔坏或破坏东西的想法。	☐	☐	☐	☐	☐
68. 有一些别人没有的想法。	☐	☐	☐	☐	☐
69. 感到对别人神经过敏。	☐	☐	☐	☐	☐
70. 在商店或电影院等人多的地方感到不自在。	☐	☐	☐	☐	☐
71. 感到任何事情都很困难。	☐	☐	☐	☐	☐
72. 一阵阵恐惧或惊恐。	☐	☐	☐	☐	☐
73. 感到公共场合吃东西很不舒服。	☐	☐	☐	☐	☐
74. 经常与人争论。	☐	☐	☐	☐	☐

续表

项　目	无1	轻度2	中度3	偏重4	严重5
75. 单独一人时神经很紧张。	☐	☐	☐	☐	☐
76. 别人对您的成绩没有作出恰当的评价。	☐	☐	☐	☐	☐
77. 即使和别人在一起也感到孤单。	☐	☐	☐	☐	☐
78. 感到坐立不安心神不定。	☐	☐	☐	☐	☐
79. 感到自己没有价值。	☐	☐	☐	☐	☐
80. 感到熟悉的东西变成陌生或不像是真的。	☐	☐	☐	☐	☐
81. 大叫或摔东西。	☐	☐	☐	☐	☐
82. 害怕会在公共场合昏倒。	☐	☐	☐	☐	☐
83. 感到别人想占自己的便宜。	☐	☐	☐	☐	☐
84. 为一些有关性的想法而很苦恼。	☐	☐	☐	☐	☐
85. 您认为应该因为自己的过错而受到惩罚。	☐	☐	☐	☐	☐
86. 感到要很快地把事情做完。	☐	☐	☐	☐	☐
87. 感到自己的身体有严重问题。	☐	☐	☐	☐	☐
88. 从未感到和其他人很亲近。	☐	☐	☐	☐	☐
89. 感到自己有罪。	☐	☐	☐	☐	☐
90. 感到自己的脑子有毛病。	☐	☐	☐	☐	☐

附表3　抑郁自评量表(SDS)

指导语:请仔细阅读下表中的每一条,把意思弄明白,然后根据您最近一星期的实际情况在适当的方格里面划一个"√",每一条文字后面有四个方格:A:没有或很少时间;B:少部分时间;C:相当多的时间;D:绝大部分或全部时间。

最近一周以来, 你是否感到	A	B	C	D
1. 我觉得闷闷不乐,情绪低沉。	☐	☐	☐	☐
*2. 我觉得一天之中早晨最好。	☐	☐	☐	☐
3. 我一阵阵哭出来或觉得想哭。	☐	☐	☐	☐
4. 我晚上睡眠不好。	☐	☐	☐	☐
*5. 我吃得跟平常一样多。	☐	☐	☐	☐
*6. 我与异性密切接触时和以往一样感到愉快。	☐	☐	☐	☐
7. 我发觉我的体重在下降。	☐	☐	☐	☐
8. 我有便秘的苦恼。	☐	☐	☐	☐
9. 我心跳比平时快。	☐	☐	☐	☐
10. 我无缘无故地感到疲乏。	☐	☐	☐	☐
*11. 我的头脑跟平常一样清楚。	☐	☐	☐	☐
*12. 我觉得经常做的事情并没有困难。	☐	☐	☐	☐

续表

最近一周以来，你是否感到	A	B	C	D
13. 我觉得不安而平静不下来。	□	□	□	□
*14. 我对将来抱有希望。	□	□	□	□
15. 我比平常容易生气激动。	□	□	□	□
*16. 我觉得作出决定是容易的。	□	□	□	□
*17. 我觉得自己是个有用的人，有人需要我。	□	□	□	□
*18. 我的生活过得很有意思。	□	□	□	□
19. 我认为我死了别人会生活得好些。	□	□	□	□
*20. 平常感兴趣的事我仍然照样感兴趣。	□	□	□	□

注:标 * 号为反向计分。

（荆正生）

附表4　焦虑自评量表(SAS)

指导语:下表中有 20 条文字,请仔细阅读每一条内容,然后根据自己最近一周的实际感觉,选择符合自己的状态,在适当的方格内划一个"√",每一条文字后面有四个方格:A:没有或很少时间;B:少部分时间;C:相当多的时间;D:绝大部分或全部时间。

最近一周以来，你是否感到	A	B	C	D
1. 我感到比往常更加神经过敏和焦虑。	□	□	□	□
2. 我无缘无故感到担心。	□	□	□	□
3. 我容易心烦意乱或感到恐慌。	□	□	□	□
4. 我感到自己的身体好像被分成几块,支离破碎。	□	□	□	□
*5. 我感到事事都很顺利,不会有倒霉的事情发生。	□	□	□	□
6. 我的四肢抖动和震颤。	□	□	□	□
7. 我因头痛、颈痛和背痛而烦恼。	□	□	□	□
8. 我感到无力且容易疲劳。	□	□	□	□
*9. 我感到很平静,能安静下来。	□	□	□	□
10. 我感到我的心跳加快。	□	□	□	□
11. 我因阵阵的眩晕而不舒服。	□	□	□	□
12. 我有阵阵要昏倒的感觉。	□	□	□	□
*13. 我呼吸时进气和出气都不费力。	□	□	□	□
14. 我的手指和脚趾感到麻木和刺痛。	□	□	□	□
15. 我因胃痛和消化不良而苦恼。	□	□	□	□
16. 我必须时常排尿。	□	□	□	□

续表

最近一周以来，你是否感到	A	B	C	D
*17. 我的手总是温暖而干燥。	☐	☐	☐	☐
18. 我觉得脸发热发红。	☐	☐	☐	☐
*19. 我容易入睡，晚上休息很好。	☐	☐	☐	☐
20. 我做噩梦。	☐	☐	☐	☐

注:标 * 号为反向计分。

（荆正生）

附表 5　A 型行为类型评定量表

指导语:本问卷用于了解您的个性在行为上的特点,问卷共 60 题,希望您如实填写,独立完成。请您对每个问题用"是"或"否"两个标准进行评定,凡是符合自己的情况就在"是"字下方的方格内打个"√",不符合自己的情况就在"否"字下方的方格内打个"√"。每个问题都必须回答,答案无所谓对与不对,好与不好。请尽快回答,不要在每道题目上太多思索,只要按您平时"是怎样的"回答便可。

项　　目	是	否
1. 我总是力图说服别人同意我的观点。	☐	☐
2. 即使没有什么要紧的事,我走路也快。	☐	☐
3. 我经常感到应该做的事太多,有压力。	☐	☐
4. 我自己决定的事,别人很难让我改变主意。	☐	☐
5. 有些人和事常常使我十分恼火。	☐	☐
6. 在急需买东西但又要排长队时,我宁愿不买。	☐	☐
7. 有些工作我根本安排不过来,只能临时挤时间去做。	☐	☐
8. 上班或赴约会时,我从来不迟到。	☐	☐
9. 当我正在做事,谁要是打扰我,不管有意无意,我总是感到恼火。	☐	☐
10. 我总看不惯那些慢条斯理,不紧不慢的人。	☐	☐
11. 我常常忙得透不过气来,因为该做的事情太多了。	☐	☐
12. 即使跟别人合作,我也总想单独完成一些更重要的部分。	☐	☐
13. 有时我真想骂人。	☐	☐
14. 我做事总是喜欢慢慢来,而且思前想后,拿不定主意。	☐	☐
15. 排队买东西,要是有人加塞,我就忍不住要指责他或出来干涉。	☐	☐
16. 我觉得自己是一个无忧无虑,悠闲自在的人。	☐	☐
17. 有时连我自己都觉得,我所操心的事远远超过我应该操心的范围。	☐	☐
18. 无论做什么事,即使比别人差,我也无所谓。	☐	☐
19. 做什么事我也不着急,着急也没有用,不着急也误不了事。	☐	☐

续表

项　　目	是	否
20. 我从来没想过要按自己的想法办事。	☐	☐
21. 每天的事情都使我精神十分紧张。	☐	☐
22. 就是逛公园、赏花、观鱼等,我也总是先看完,等着同来的人。	☐	☐
23. 我常常不能宽容别人的缺点和毛病。	☐	☐
24. 在我认识的人里,个个我都喜欢。	☐	☐
25. 听到别人发表不正确的见解,我总想立即就去纠正他(她)。	☐	☐
26. 无论做什么事,我都比别人快一些。	☐	☐
27. 当别人对我无礼时,我对他(她)也不客气。	☐	☐
28. 我总觉得我有能力把一切事情办好。	☐	☐
29. 聊天时,我也总是急于说出自己的想法,甚至打断别人的话。	☐	☐
30. 人们认为我是个安静、沉着、有耐心的人。	☐	☐
31. 我觉得在我认识的人之中值得我信任和佩服的人实在不多。	☐	☐
32. 对未来我有许多想法和打算,并总想都能尽快实现。	☐	☐
33. 有时我也会说人家的闲话。	☐	☐
34. 尽管时间很宽裕,我吃饭也很快。	☐	☐
35. 听人讲话或报告,如果讲得不好,我就非常着急,总想还不如我来讲哩。	☐	☐
36. 即使有人欺侮了我,我也不在乎。	☐	☐
37. 我有时会把今天该做的事拖到明天去做。	☐	☐
38. 人们认为我是一个干脆、利落、高效率的人。	☐	☐
39. 有人对我或我的工作吹毛求疵时,很容易挫伤我的积极性。	☐	☐
40. 我常常感到时间已经晚了,可一看表还早呢。	☐	☐
41. 我觉得我是一个非常敏感的人。	☐	☐
42. 我做事总是匆匆忙忙的,力图用最少的时间办尽量多的事情。	☐	☐
43. 如果犯有错误,不管大小,我全都主动承认。	☐	☐
44. 坐公共汽车时,我常常感到车开得太慢。	☐	☐
45. 无论做什么事,即使看着别人做不好我也不想拿来替他做。	☐	☐
46. 我常常为工作没做完,一天又过去了而感到忧虑。	☐	☐
47. 很多事情如果由我来负责,情况要比现在好得多。	☐	☐
48. 有时我会想到一些说不出口的坏念头。	☐	☐
49. 即使领导我的人能力差、水平低、不怎么样,我也能服从和合作。	☐	☐
50. 必须等待什么的时候,我总是心急如焚,缺乏耐心。	☐	☐
51. 我常常感到自己能力不够,所以在做事遇到不顺利时就想放弃不干了。	☐	☐
52. 我每天都看电视,也看电影,不然心里就不舒服。	☐	☐

项　目	是	否
53. 别人托我办的事,只要答应了,我从不拖延。	☐	☐
54. 人们都说我很有耐心,干什么事都不着急。	☐	☐
55. 外出乘车船或跟人约定时间办事时,我很少迟到,如对方耽误我就恼火。	☐	☐
56. 偶尔我也会说一两句假话。	☐	☐
57. 许多事本来可以大家分担,可我喜欢一个人去干。	☐	☐
58. 我觉得别人对我的话理解太慢,甚至理解不了我的意思似的。	☐	☐
59. 我是一个性子暴躁的人。	☐	☐
60. 我常常容易看到别人的短处而忽视别人的长处。	☐	☐

（荆正生）

目标测试选择题参考答案

第一章

1. C   2. D   3. E   4. B   5. B   6. E   7. E   8. B   9. A   10. E
11. D

第二章

1. E   2. A   3. C   4. A   5. D   6. E   7. D   8. B   9. C   10. A
11. C   12. B   13. C   14. C   15. D   16. D   17. B   18. C   19. A   20. D
21. D   22. E   23. A   24. B   25. C   26. A   27. E   28. E

第三章

1. C   2. B   3. B   4. C   5. A   6. B   7. C   8. B   9. E

第四章

1. C   2. A   3. E   4. D   5. C   6. C   7. C   8. E   9. D   10. A
11. C   12. B   13. E

第五章

1. C   2. E   3. A   4. A   5. E   6. D   7. A   8. D   9. B   10. C

第六章

1. A   2. B   3. D   4. C   5. D   6. D   7. A   8. C   9. B   10. E

第七章

1. B   2. D   3. C   4. E   5. D

第八章

1. C   2. D   3. B   4. B   5. B   6. C

《医学心理学基础》教学大纲

一、课程性质

《医学心理学基础》是中等卫生职业教育农村医学专业一门重要的专业选修课程。本课程的主要内容包括研究和解决人类在健康或患病,以及二者相互转化过程中的一切心理问题。本课程的主要任务是将心理学的理论、方法和技巧应用于医疗实践,探索心理因素对健康与疾病的作用方式、途径与机制,更全面地阐明人类躯体疾病与心理疾病的本质,协助医学揭示人类维护健康、战胜疾病的规律,并通过对医疗实际课题的探讨推动心理学基础理论研究。

二、课程目标

通过本课程的学习,学生能够达到下列要求:

(一)职业素养目标

1. 具有良好的心理品质和健全的人格。
2. 具有良好的职业责任感,职业情感(同情心、责任心和事业心)。
3. 具有团结协作的团队精神、认真负责的职业态度。
4. 具有踏实、严谨的学习态度和实事求是的工作作风。

(二)专业知识和技能目标

1. 掌握医学心理学的基本理论和基本概念,熟悉人的基本心理活动及其规律。
2. 具有心理卫生宣传教育和心理咨询、心理治疗的基本能力,更有效地服务于患者。
3. 具有运用医学心理学的理论与技术,综合分析与判断患者的心理问题,有效处理复杂的医患关系的能力。

三、学时安排

教学内容	学时		
	理论	实践	合计
一、绪论	2	0	2
二、心理学基础	6	2	8
三、心理卫生	4	0	4
四、心理应激和心身疾病	4	0	4
五、心理评估	3	1	4
六、心理咨询与心理治疗	3	1	4
七、患者心理	2	0	2
八、医患关系	2	0	2
机动	2	0	2
总计	28	4	32

四、教学内容和要求

单元	教学内容	教学目标		教学活动参考	参考学时	
		知识目标	技能目标		理论	实践
一、绪论	（一）医学心理学概述				2	
	1. 心理学、医学心理学的概念	熟悉		理论讲授		
	2. 医学心理学研究的对象、任务	了解		理论讲授		
	3. 医学心理学研究方法	了解		理论讲授		
	（二）医学心理学的发展简况及主要学派其观点	了解		项目教学		
	（三）学习医学心理学的意义	熟悉		案例教学		
二、心理学基础	（一）心理学概述				6	2
	1. 心理活动的内容	熟悉		理论讲授		
	2. 心理的实质	熟悉		启发教学		
	（二）认识过程					
	1. 感觉与知觉	熟悉		讨论教学		
	2. 记忆	掌握		理论讲授		
	3. 思维与想象	熟悉		启发教学		
	4. 注意	了解		理论讲授		
	（三）情绪过程					
	1. 情绪与情感的概念及区别	了解		启发教学		
	2. 情绪情感的分类	了解		案例教学		
	3. 情绪情感与心理健康	掌握		案例教学		
	（四）意志过程					
	1. 意志的概念	熟悉		理论讲授		
	2. 意志特征	熟悉		启发教学		
	3. 意志的品质与培养	熟悉		讨论教学		
	（五）人格	熟悉		理论讲授		
	1. 人格的概念与特征	熟悉		启发教学		
	2. 人格倾向性	熟悉		理论讲授		
	3. 人格心理特征	了解		理论讲授		
	4. 自我意识	了解		理论讲授		
	（六）行为					
	1. 行为的定义及形成	掌握		案例教学		
	2. 行为的类型	熟悉		案例教学		
	实验1:注意的分配		一般掌握	技能实践		
	实验2:气质类型调查		熟练掌握	技能实践		
三、心理卫生	（一）心理卫生概述				4	
	1. 心理卫生的概念与任务	熟悉		项目教学		
	2. 心理健康的标准	掌握		启发教学		
	3. 心理卫生发展简史	了解		理论讲授		
	4. 心理健康教育	了解		启发教学		
	（二）个体发展不同阶段的心理特征及心理卫生					
	1. 优生与胎教	掌握		理论讲授		

续表

单元	教学内容	教学目标		教学活动参考	参考学时	
		知识目标	技能目标		理论	实践
	2. 乳幼儿期心理特征及其心理卫生	掌握		理论讲授		
	3. 学龄前期和学龄期心理特征及其心理卫生	掌握		案例教学		
	4. 青春期心理特征及其心理卫生	掌握		案例教学		
	5. 青年中期和青年后期心理特征及其心理卫生	熟悉		讨论教学		
	6. 中年期心理特征及其心理卫生	熟悉		案例教学		
	7. 老年期心理特征及其心理卫生	熟悉		案例教学		
四、心理应激和心身疾病	（一）心理应激				4	
	1. 心理应激的概念	了解		理论讲授		
	2. 应激源的概念及分类	熟悉		项目教学		
	3. 心理应激与健康	熟悉		角色扮演		
	4. 应对心理应激的方法	熟悉		案例教学		
	（二）心身疾病					
	1. 心身疾病的概念	熟悉		理论教学		
	2. 心身疾病的诊断标准	熟悉		案例教学		
	3. 心理因素与心身疾病的发生	掌握		案例教学		
	4. 几种常见的心身疾病	掌握		启发教学		
五、心理评估	（一）心理评估的概述				3	1
	1. 心理评估的概念与分类	了解		理论讲授		
	2. 心理测验的原则	了解		理论讲授		
	（二）常用的心理测验					
	1. 智力测验	了解		案例教学		
	2. 人格测验	了解		案例教学		
	3. 临床常用调查量表	熟悉		案例教学		
	实验3：90项症状自评量表（SCL-90）评估实验		熟练掌握	技能实践		
六、心理咨询与心理治疗	（一）心理咨询概述				3	1
	1. 心理咨询的概念	了解		理论讲授		
	2. 心理咨询的范围、形式和手段	熟悉		教学录像		
	（二）心理咨询的程序和技巧					
	1. 心理咨询的程序	熟悉		教学录像		
	2. 心理咨询的技巧	掌握		案例教学		
	（三）心理治疗概述					
	1. 心理治疗的概念	了解		理论讲授		
	2. 心理治疗的分类	熟悉		理论讲授		
	3. 心理治疗的程序	熟悉		理论讲授		
	4. 心理治疗的原则	了解		理论讲授		
	（四）心理治疗的常用方法			案例教学		
	1. 支持性心理疗法	掌握		讨论教学		
	2. 精神分析疗法	了解		角色扮演		
	3. 行为疗法	熟悉		启发教学		
	4. 人本主义疗法	熟悉				

续表

单元	教学内容	教学目标		教学活动参考	参考学时	
		知识目标	技能目标		理论	实践
	实验4:放松疗法训练		一般掌握	临床见习		
七、患者心理	(一)病人角色				2	
	1. 病人角色的概念	了解		理论讲授		
	2. 病人角色的变化	了解		讨论教学		
	(二)求医与遵医行为	熟悉		案例教学		
	(三)一般病人的心理变化	了解		启发教学		
八、医患关系	(一)医患关系概述				2	
	1. 医患关系的概念	了解		理论讲授		
	2. 医患交往的两种形式	熟悉		理论讲授		
	3. 医患交往的两个水平	了解		启发教学		
	4. 医患关系的模式类型及转化	掌握		项目教学		
	(二)医患沟通技巧					
	1. 沟通技巧	熟悉		案例教学		
	2. 影响医患关系的因素	熟悉		启发教学		

五、说明

(一)教学安排

本课程主要供中等卫生职业教育农村医学专业教学使用,第三学期开设,总学时为32学时,其中理论教学26学时,实践教学4学时,机动2学时。

(二)教学要求

1. 本课程对知识部分教学目标分为掌握、熟悉、了解三个层次。掌握:指对基本知识、基本理论有较深刻的认识,并能综合、灵活地运用所学的知识解决实际问题。熟悉:指能够领会概念、原理的基本含义,解释现象。了解:指对基本知识、基本理论能有一定的认识,能够记忆所学的知识要点。

2. 本课程重点突出以岗位胜任力为导向的教学理念,在技能目标分为能和会两个层次。能:指能独立、规范地解决实践技能问题,完成实践技能操作。会:指在教师的指导下能初步实施实践技能操作。

(三)教学建议

1. 本课程依据农村医学岗位的工作任务、职业能力要求,强化理论实践一体化,突出"做中学、学中做"的职业教育特色,根据培养目标、教学内容和学生的学习特点以及执业资格考试要求,提倡项目教学、案例教学、任务教学、角色扮演、情境教学等方法,利用校内外实训基地,将学生的自主学习、合作学习和教师引导教学等教学组织形式有机结合。

2. 教学过程中,可通过测验、观察记录、技能考核和理论考试等多种形式对学生的职业素养、专业知识和技能进行综合考评。应体现评价主体的多元化,评价过程的多元化,评价方式的多元化。评价内容不仅关注学生对知识的理解和技能的掌握,更要关注知识在临床实践中运用与解决实际问题的能力,重视职业素质的形成。

(白　杨)